改訂版

難聴・耳鳴りの9割はよくなる

脳を鍛えて聞こえをよくする
「補聴器リハビリ」

新田清一 著
済生会宇都宮病院　耳鼻咽喉科
主任診療科長・聴覚センター長
小川 郁 監修
オトクリニック東京院長
慶應義塾大学名誉教授

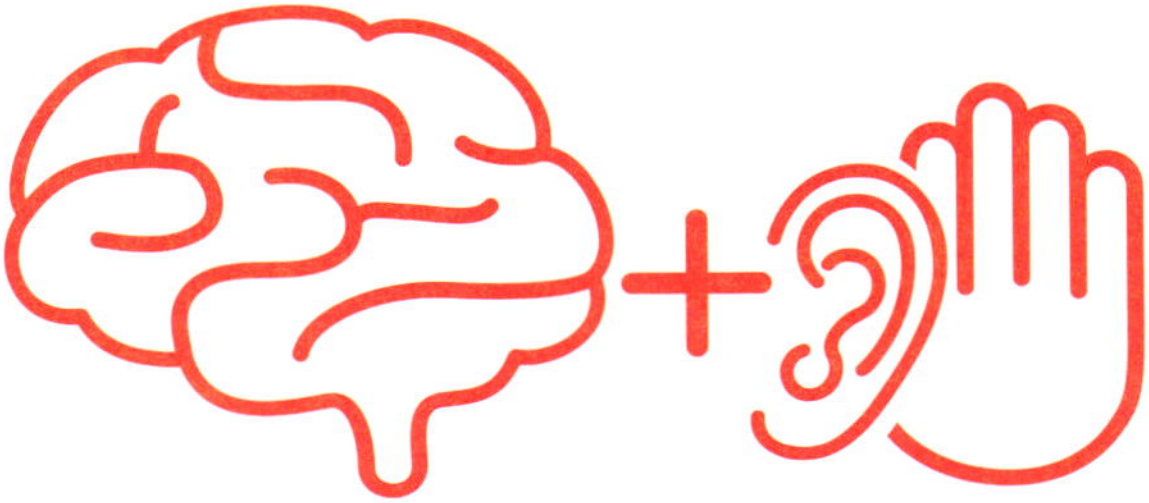

世界文化社

図解 難聴・耳鳴りの9割はよくなる〝宇都宮方式・補聴器リハビリ〟

難聴・耳鳴りの原因は、耳という1つの器官の病気ではなく、「脳の中で変化が起こっている」ことだと考えられます。「宇都宮方式・補聴器リハビリ」は、補聴器を使って脳を「鍛えて、変える」ことにより、症状を変化させることに特徴があります。難聴・耳鳴りの原因と補聴器による対策を図により解説します。

難聴のしくみ

正常な聞こえと難聴の聞こえ

正常な聞こえ

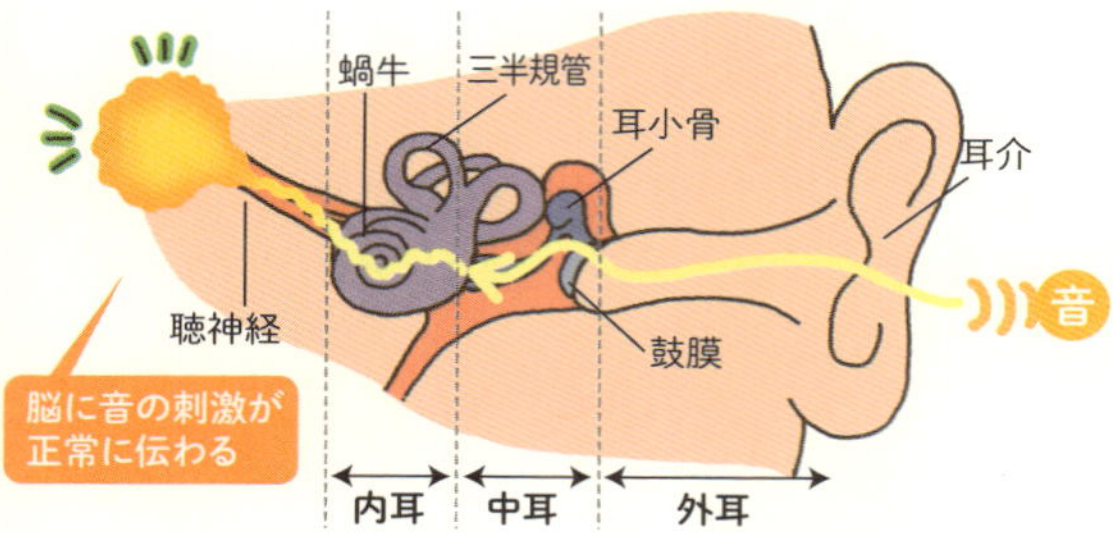

難聴の聞こえ

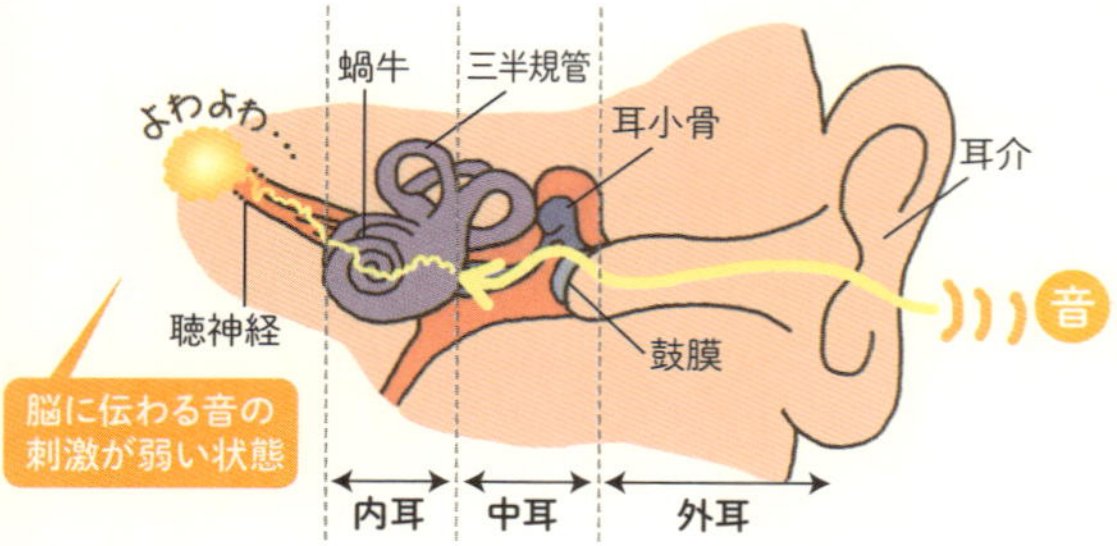

外耳から中耳、内耳を経て脳に至る、音を聞く一連の経路を聴覚路といいます。このいずれかに異常や機能低下が起こると、脳に伝わる電気信号が弱まって、聞こえが悪い＝難聴という現象が起こります。

耳鳴りのしくみ

なぜ耳鳴りが発生するのか？

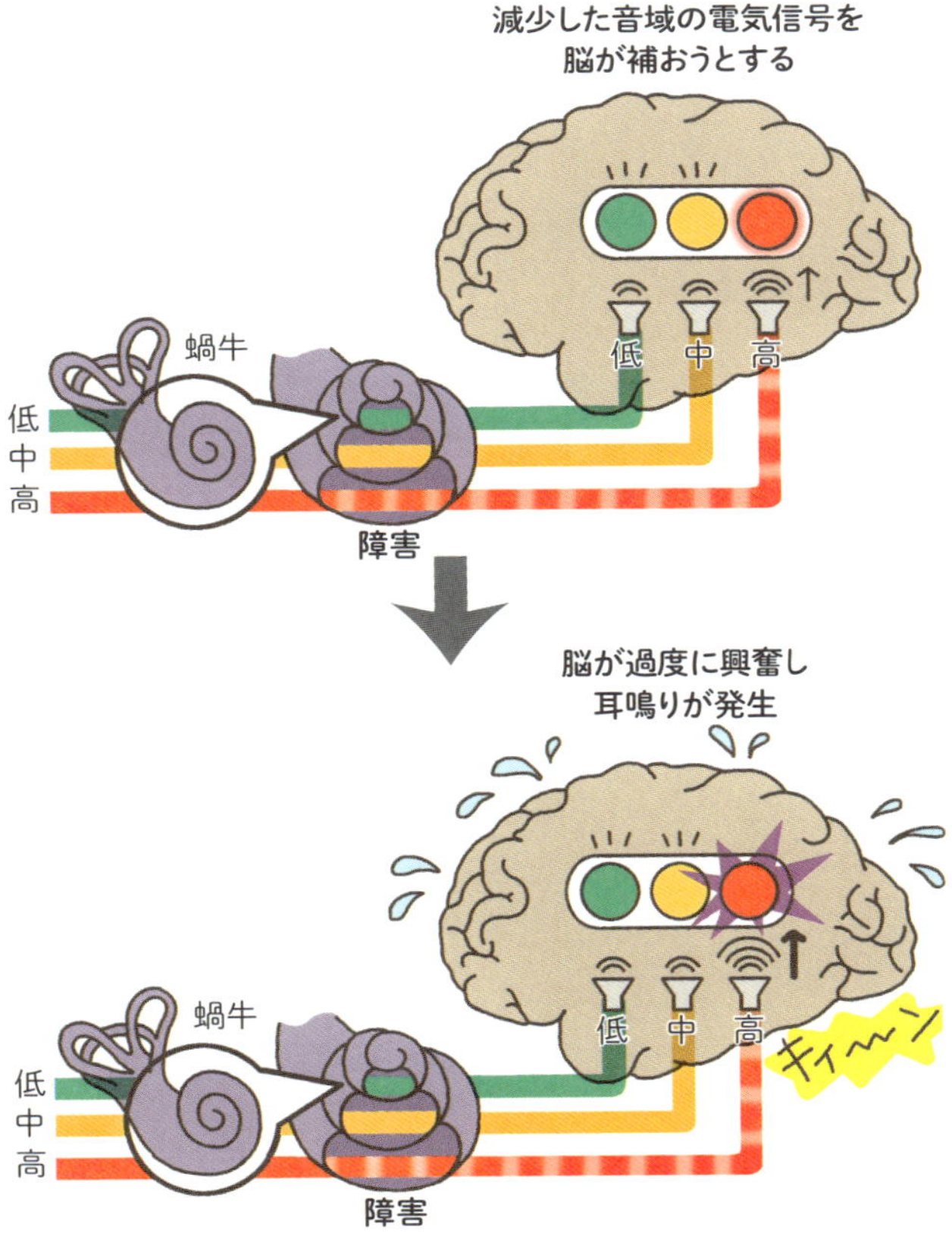

加齢性難聴は、一般的に高音域から聞き取りが悪くなります。高音域の電気信号が弱まっているぶんを補おうとして脳が過度に興奮し、それが耳鳴りとして聞こえてくるのです。

「難聴の脳」「耳鳴りの脳」を変える 補聴器による脳のリハビリ

耳の機能低下が少しずつ進行し、刺激の少ない状態に慣れてしまった「難聴の脳」。聞こえの悪い音域を補おうとして「難聴の脳」が興奮するために生じる「耳鳴りの脳」。補聴器を使って脳を鍛えることにより、難聴・耳鳴りの症状に変化が起こります。

「難聴の脳」を変える

「難聴の脳」を変えるトレーニング

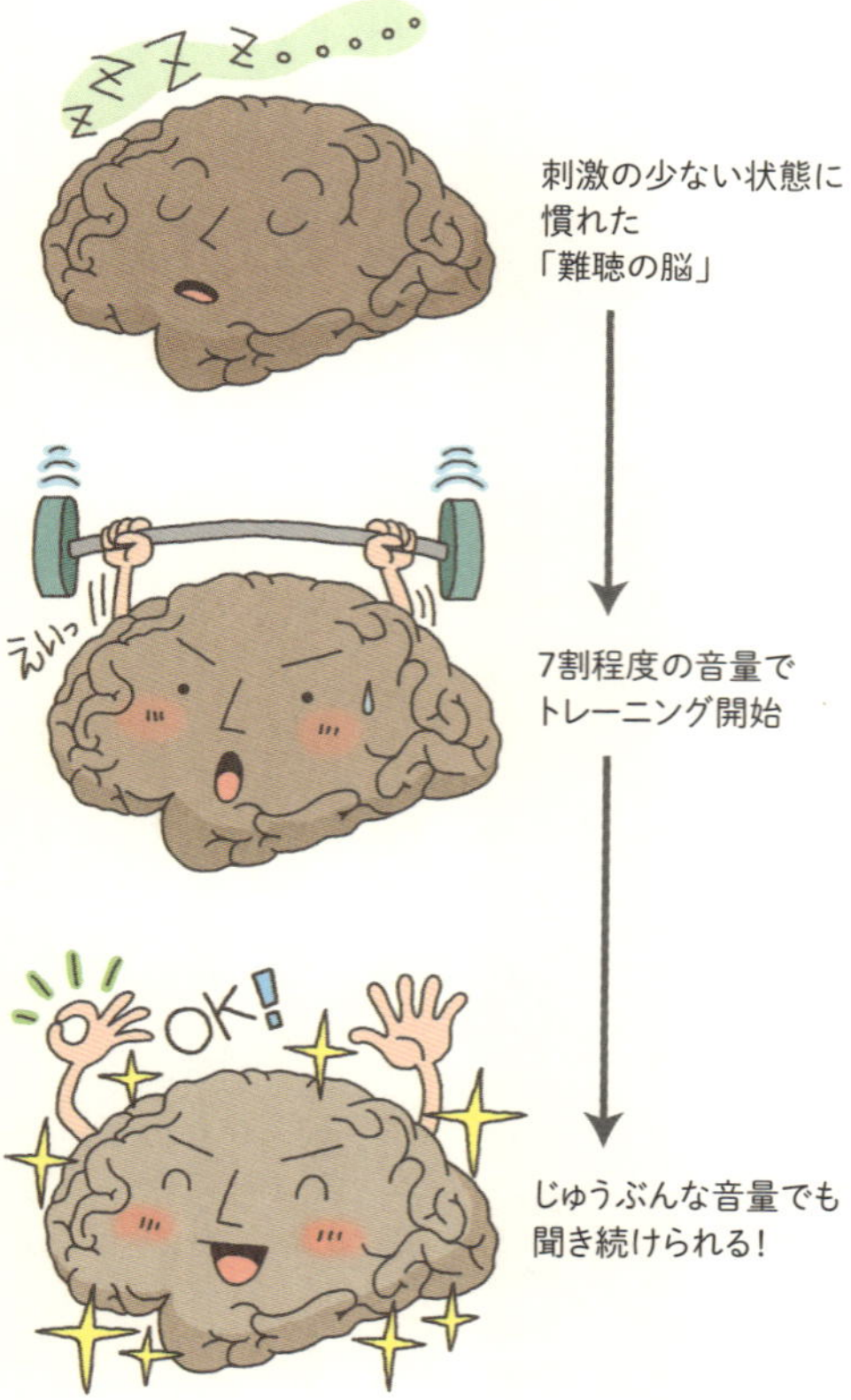

刺激の少ない状態に慣れた「難聴の脳」
えいっ
7割程度の音量でトレーニング開始
OK!
じゅうぶんな音量でも聞き続けられる!

静かな環境に慣れた「難聴の脳」を、「聞き取りにじゅうぶんな音量を不快感なく聞き続けられる脳」に変えるトレーニング。目標の7割程度の音量から始めて、補聴器の音量を徐々に調節しながら行います。

「耳鳴りの脳」を変える

補聴器を用いた音響療法

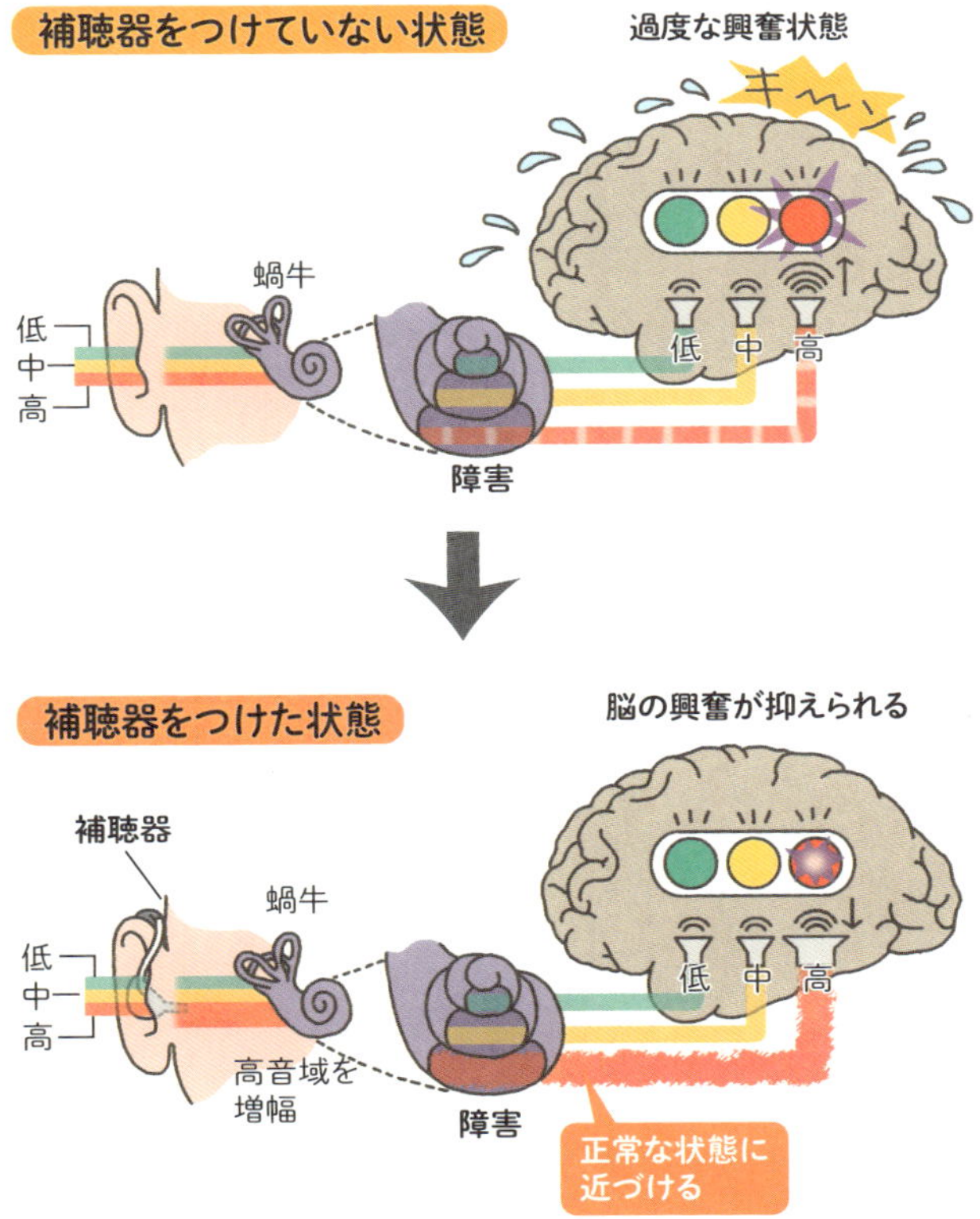

聞こえの悪い音域の電気信号を補おうとして脳が興奮し、その活動そのものが耳鳴りとして認識されます。聞こえの悪い音域が聞こえるように補聴器を調整することで、脳の興奮を抑え耳鳴りを落ち着かせます。

補聴器リハビリによる難聴・耳鳴りの症状の変化

「難聴の脳」「耳鳴りの脳」の補聴器によるリハビリは、3カ月を目安に行います。起きたらすぐに使い始め、寝るときまで外さず常時装用することが大切です。補聴器の調整を行いながら、段階的に「難聴の脳」「耳鳴り」の脳を変え、日々の生活を改善してゆくのです。

難聴に関する症状の変化

難聴に関する症状の変化（典型的な例）

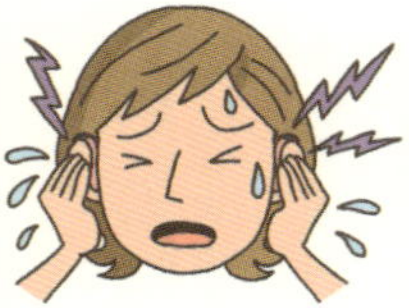

初日

聞き取りはよくなったが、
周りの音や自分の声が
すごくうるさい

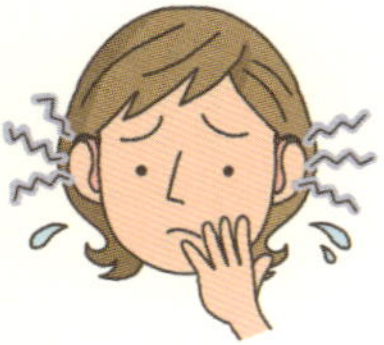

1週間後

自分の声には慣れたが、
食器がカチャカチャいう音や、
紙がこすれる音がつらい

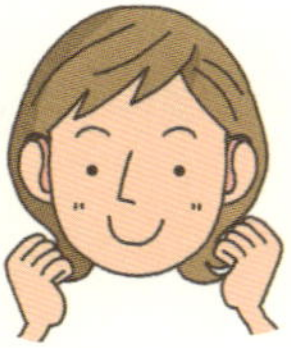

1カ月後

補聴器の音にもだいぶ慣れた。
最近は、夫のほうが
テレビの音が大きい

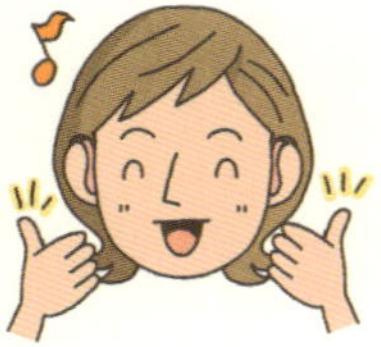

3カ月後

補聴器の音にすっかり慣れて、
会話にも自信がでてきた。
毎日の生活が楽しくなった

静かな環境に慣れた「難聴の脳」は、補聴器で聞き取りにじゅうぶんな音量を入れると、非常にうるさく感じます。始めは音量を抑え徐々に上げながら、3カ月後の快適な状態を目指します。

耳鳴りに関する症状の変化

耳鳴りに関する症状の変化（典型的な例）

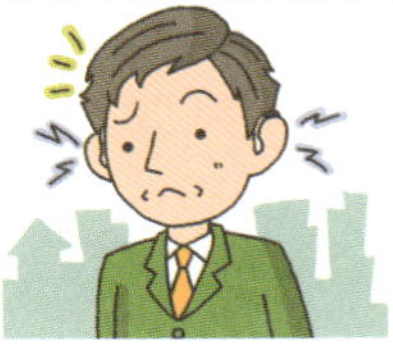

初日

補聴器を装用すると、
耳鳴りが小さくなったように感じる

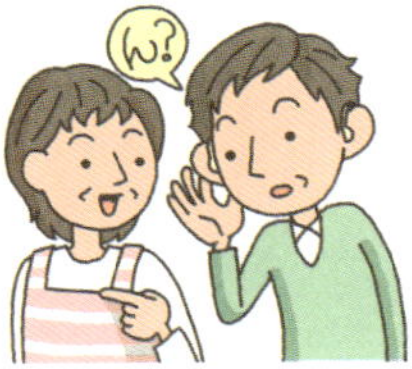

1週間後

耳鳴りは気にならなくなったが、
もっと聞き取れるとうれしい
（訴え：耳鳴り→難聴）

1カ月後

会合で聞き取りやすくしたい。
最近は耳鳴りはしていない
（訴え：聞き取りの改善）

3カ月後

聞き取りの不便はなくなった。
耳鳴りはもう治ったようだ

「難聴の脳」と密接な関係がある「耳鳴りの脳」。静かな環境に慣れていますから、補聴器の使い始めに不快感があるのは難聴と同様です。装用を続けることで、耳鳴りが改善し聞こえもよくなります。

補聴器リハビリを行う際のポイント

「宇都宮方式・補聴器リハビリ」のポイントは、初日から常時装用し、まずは3カ月間続けることです。補聴器の装用時間が短いと、「難聴の脳」はそのうるさい環境に慣れず適応しないためです。起きたときから寝るときまで長時間装用することで、新しい環境の騒がしさに慣れて脳が変わっていくことができます。

補聴器療法を行う際のポイント

初日から常時装用する

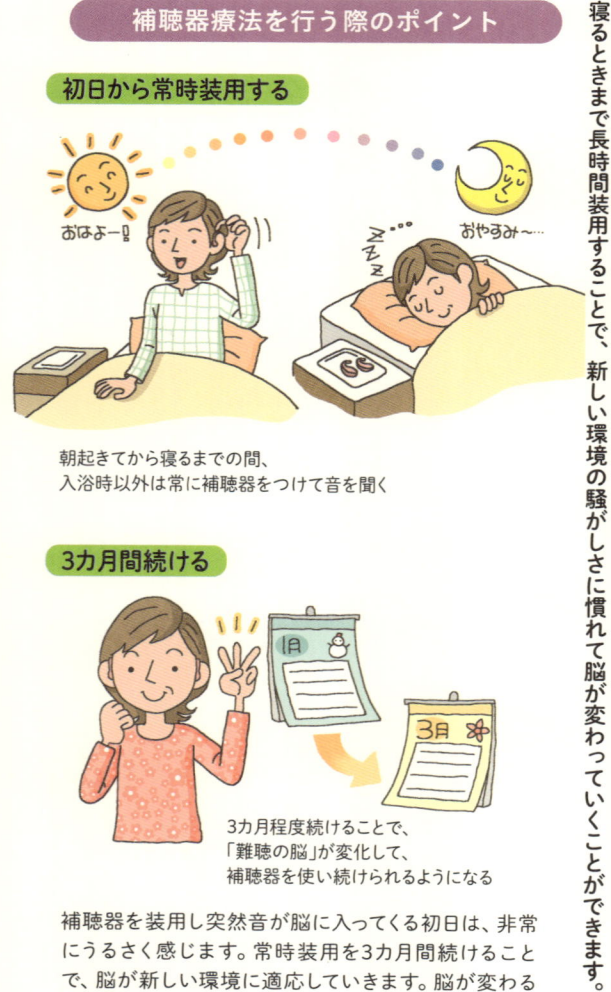

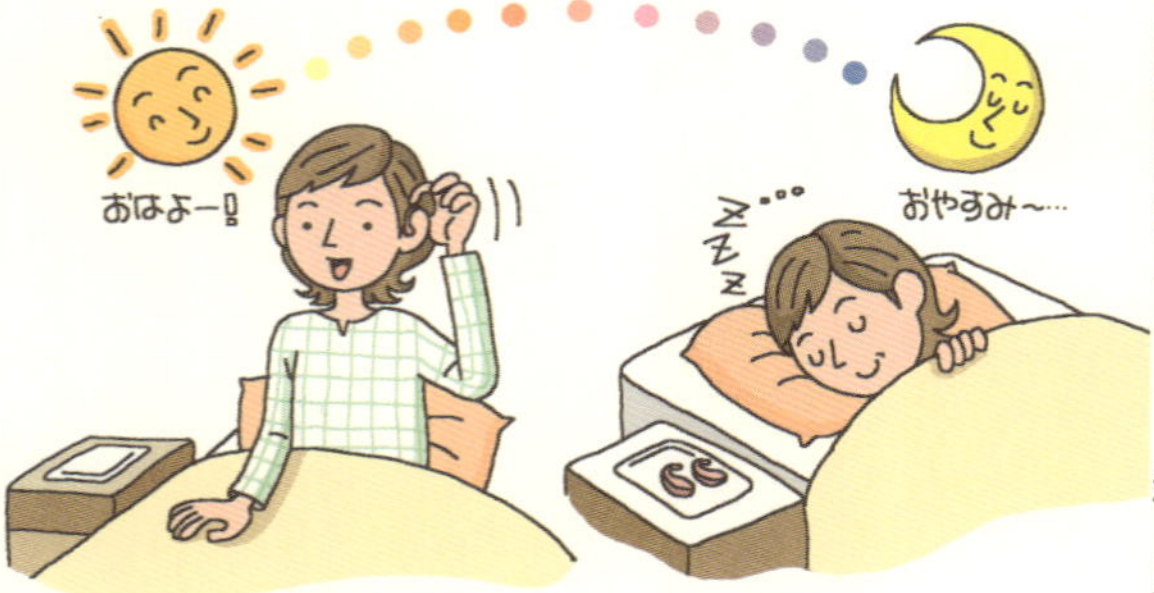

朝起きてから寝るまでの間、
入浴時以外は常に補聴器をつけて音を聞く

3カ月間続ける

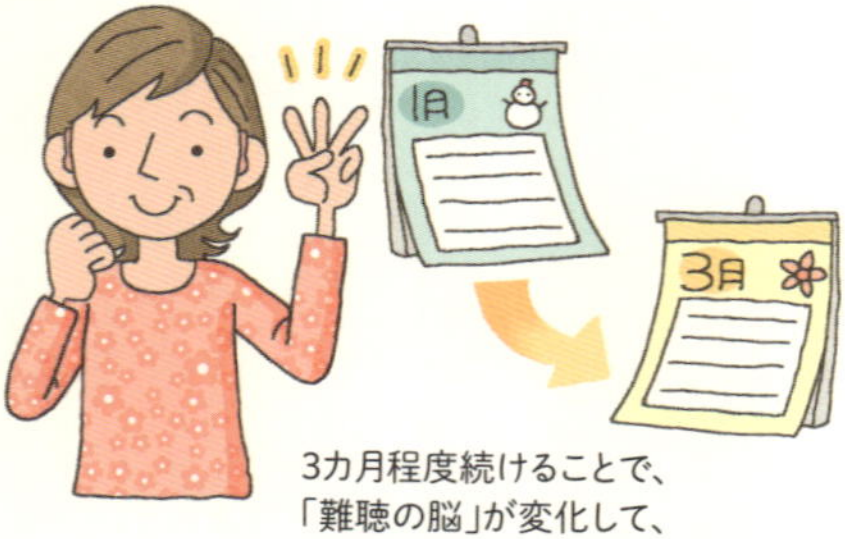

3カ月程度続けることで、
「難聴の脳」が変化して、
補聴器を使い続けられるようになる

補聴器を装用し突然音が脳に入ってくる初日は、非常にうるさく感じます。常時装用を3カ月間続けることで、脳が新しい環境に適応していきます。脳が変わると生活も一変することでしょう。

はじめに

難聴と耳鳴り。

数ある耳の疾患《しっかん》の中でも、非常に多くのかたたちが悩まされている二大症状といってもいいものです。

例えば、皆さんは、次のような症状に思い当たるところがないでしょうか。

- **相手の声が聞き取れず、大事な話についていけない**
- **車や自転車が近づいているのに気づかず、ビックリしたことがある**
- **「テレビの音量が大きい」と家族に嫌な顔をされる**

これらは、いずれも難聴の典型的な症状です。

そして、聞こえの悪い状態を放置し、難聴が進行すればするほど、次のような状態が起こりやすくなります。

●家族内でも徐々に会話が減り、家族関係が希薄になる
●「どうせ聞こえない」とあきらめてしまい、多くのことに無関心になる
●会話ができないので外出がおっくうになる

あくまでも典型例ですが、こうした事例を見ても、難聴を放っておいてもいいことはないとわかるでしょう。

近年では、**世界的な研究の進展によって、難聴は認知症の有力な危険因子であることが判明**しています。難聴をほうっておけば、認知症のリスクになるのです。

このままではいけないと考え、販売店等で補聴器を購入したかたも多いでしょう。

しかし、残念なことに、補聴器によってすばらしく聞こえがよくなったというケースはそう多くありません。

「補聴器を使っても、たいして聞こえがよくならないので、使うのをやめてしまっ

た」「補聴器は音がうるさくて、とても使い続けられなかった」というかたが大半なのです。

つまり、難聴に悩んでいるかたの多くは、聞こえの悪い現状を正しく変える手段を持っておらず、がまんして日々暮らしている、もしくは、あきらめてしまっているのです。

一方、耳鳴りについても、困難な状況に陥っているかたがたくさんいます。

- **大音量の耳鳴りが常に鳴っているせいで、いつもイライラしている**
- **耳鳴りが気になって寝つけない、眠れない**
- **このままどんどん耳鳴りがひどくなってしまうのかと不安だ**

こうした悩みを持つかたが耳鼻咽喉科《じびいんこうか》を受診しても、まともに取り合ってもらえないことがしばしばです。

「年のせいだから、あきらめましょう」「一生つきあっていくしかありません」といった具合に、頼りにしていたはずの医師から無神経な言葉をかけられたり、突き放されたりして、ショックを受ける人が後を絶ちません。

医師から「気にするな」といわれても、**気にすればするほど、耳鳴りの音は際立つ**ようになります。

そして、次のような事態が引き起こされます。

- **何カ所もの病院を訪ね歩き、ドクターショッピングする**
- **耳鳴りのせいで仕事を続けられず、会社をやめてしまう**
- **引きこもりがちになり、うつや孤立を引き起こす**

悪化すればするほど、精神的な症状が重なっていくため、耳鳴りからうつ症状に陥った人は、心配、不安、イライラも重ねて感じるようになります。

難聴に悩むかたの多くが、補聴器を使ってもよく聞き取れるようにならないのは、どうしてでしょうか？

こんな耳の悩み、ありませんか?

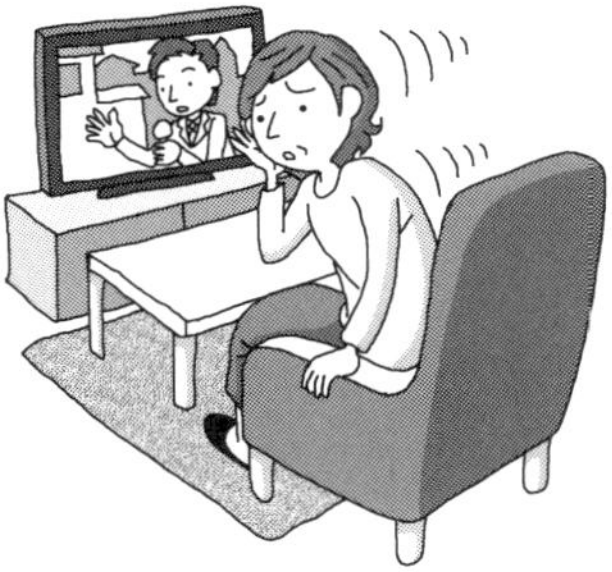

テレビの音が聞こえない

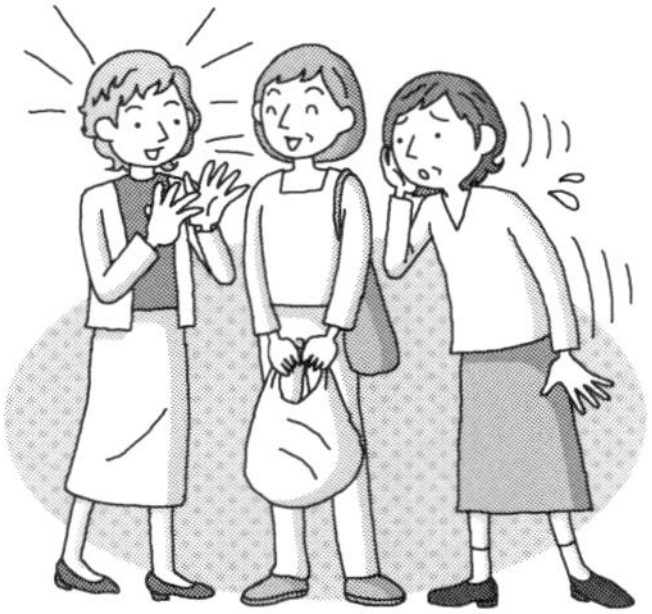

相手の声が聞き取りづらい

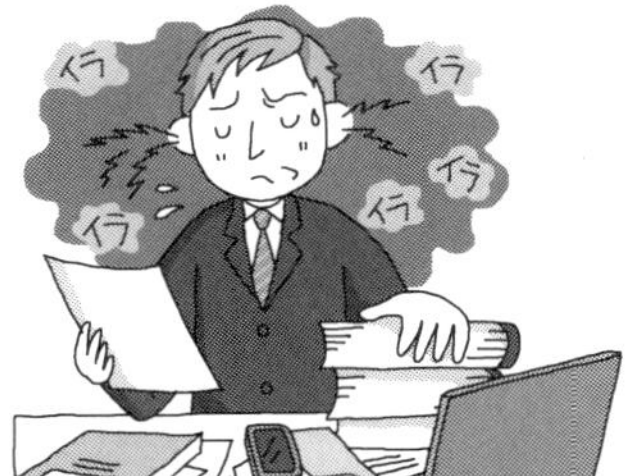

常に耳鳴りがしている

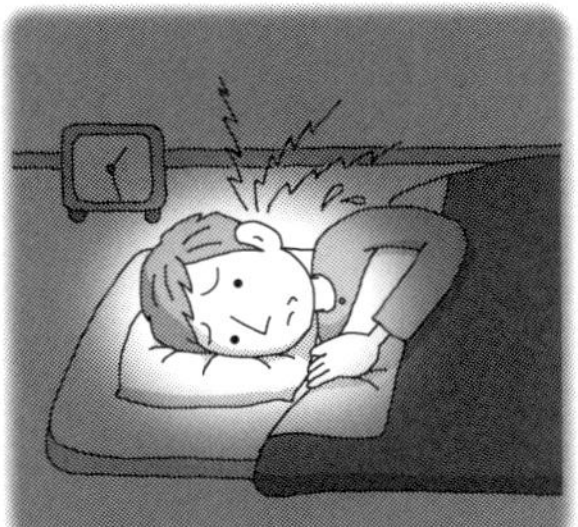

耳鳴りのせいで眠れない

また、耳鳴りが容易に治らないのは、なぜなのでしょうか？

それには、実ははっきりした理由があります。

皆さん、**補聴器をメガネと同じようなものと考えていませんか。**

メガネは、自分の視力に合わせて度を調整したものをかければ、その瞬間からよく見えるようになります。

しかし、補聴器は、装用した瞬間から、以前のように聞き取りがよくなるという便利な道具ではありません。

なぜなら、難聴とは、「聴力が低下し、聞こえが落ちる」というだけの現象ではないからです。

聴力の低下によって、脳に変化が起こっているのです。

難聴の人はいわば、「難聴の脳」になっています。

聞き取りをよくするためには、補聴器を使って適切なトレーニングを行い、脳を鍛えて、「難聴の脳」を変えていくというステップが欠かせません。

耳鳴りについても、同じことが当てはまります。

耳鳴りの人も、脳に変化が起こっています。本文で詳しくお話ししますが、**耳鳴り**

は脳で鳴っているのです。

補聴器によるトレーニングによって脳を変えていくと、多くの耳鳴りが劇的に改善します。

私たちの病院では、難聴の患者さんに補聴器を貸与し、ある一定期間、補聴器を使うトレーニングを行ってもらいます。そのトレーニングを受けたかたのうち、96％が補聴器を購入するというデータが出ています。

つまり、**難聴の患者さんの96％が、その結果に（＝つまり、補聴器によって聞き取りがよくなったことに）納得・満足している**ことを意味しています。

また、**耳鳴りの患者さんについても、トレーニングによって、90％のかたの症状が改善する**という結果が得られています。

このように補聴器を使ったトレーニングを通じて脳を鍛え、難聴や耳鳴りをよくしていくことを目指すもの。それが、私たちが行っている**「宇都宮方式《うつのみやほうしき》」と呼ばれる補聴器療法（補聴器リハビリ）**です。

私たちの補聴器療法は、学会でも年々、注目を集めています。学会発表や討論の中でも「宇都宮方式」という呼び名が、よく聞かれるようになっています。

その結果、私たちの病院には、全国から多くの患者さんがやってくるようになっています。そして、**「宇都宮方式」の補聴器療法を取り入れる医療機関も増えてきています。**

本書では、私たちが行っている「宇都宮方式」の診療と治療法について、詳しくお伝えします。

Sさん（79歳・女性）の例を紹介しましょう。Sさんの聞こえが悪くなってきたのは、75歳頃からです。

あるとき、有名人の講演会を聞きに行ったところ、内容がほとんど聞き取れず、大きなショックを受けたそうです。その頃から、ひどい耳鳴りにも悩まされるようになりました。

耳鼻咽喉科で補聴器を勧められ、販売店で補聴器を購入。しかし、補聴器をつけてみると、周囲の音や自分自身の声があまりに大きく響くので、うるさくて耐えられませんでした。

結局、Sさんは、その最初の補聴器を使わなくなってしまいました。その後も、Sさんの聞こえはどんどん悪くなり、電話で話すことも不可能に。気持ちはどんどん沈み込み、1日じゅう耳鳴りに苦しめられる日々が、3年ほども続いたのです。

Sさんは、知人に勧められて、私たちの外来を受診しました。

補聴器によって入ってくる音の大きさには、慣れるのが大変だったそうですが、がんばってトレーニングを続けました。

そして、3カ月が経つ頃には、まともにできなかった会話がスムーズに楽しめるようになっていました。音があるのが当たり前になり、補聴器の音をうるさいと感じることもなくなりました。

「うるさい音に慣れようとして気を取られている間に、いつのまにか耳鳴りも気にならなくなっていました。今の状態は、ほんとうに夢のようです」

このように、Sさんのようなかたが、たくさんいらっしゃるのです。

「テレビの音を大きくしすぎて、家族に嫌な顔をされていましたが、音量を小さくすることができました。友達と普通に会話もできるようになって、うれしく思います」(67歳・女性)

「どこに行っても治らなかった耳鳴りが、補聴器をつけた瞬間、ピタリと止まりました！ 今では、耳鳴りがなかった頃のように、落ち着いた暮らしができています」(72歳・男性)

「突発性難聴《とっぱつせいなんちょう》（突然に片側の耳が聞こえなくなる病気）から始まった耳鳴りにずっと悩んできましたが、補聴器をつけたら、気にならなくなりました。普通に聞き、普通に話せる幸せを、改めて実感しています」(63歳・女性)

毎日、補聴器を使い続けてもらってトレーニングをしながら、補聴器の調整をくり返していく。これによって、そのかたの持っている聞き取りの能力をできるだけ引き出すことができるようになります。

補聴器療法は、加齢性《かれいせい》（老人性）難聴《なんちょう》だけではなく、突発性難聴やメニエール病

（第2章で後述）などによる難聴など、多くの難聴に対応しています。

耳鳴りについても同様です。

特に耳鳴りの場合、補聴器をつけた瞬間から、耳鳴りが気にならなくなる人もいらっしゃいます。

脳を鍛え、脳を変える。それが大きな進展をもたらすのです。

「補聴器なんて頼りにならない」「どうせ聞こえはよくならない」と、あきらめないでください。

「耳鳴りは一生治らない」

そんなことはありません。

最新の世界的な研究に裏づけられた、よくなる道筋があり、光は見えています。本書では、その道筋について、できるだけわかりやすくお話しします。

では、始めましょう！

2025年1月

済生会宇都宮病院耳鼻咽喉科　主任診療科長・聴覚センター長　新田清一《しんでんせいいち》

難聴・耳鳴りの9割はよくなる

目次

第1章 難聴・耳鳴りは脳を鍛えればよくなる

第2章

補聴器にまつわる誤解と真実

第3章

「難聴の脳」はこうして変える
――難聴の補聴器療法

第4章

耳鳴りはこうして治る
――耳鳴りの補聴器療法

第5章 補聴器療法よくあるQ&A

第6章 よく聞こえる耳をつくる生活術

第7章 難聴・耳鳴りが治った人の体験談

第1章

難聴・耳鳴りは脳を鍛えればよくなる

難聴の96%、耳鳴りの90%に有効！

私の勤務する済生会宇都宮病院《さいせいかいうつのみやびょういん》は、栃木県の中央に位置する宇都宮市の基幹駅からタクシーで10分ほど。交通の便がいいとはいえないところです。

それにもかかわらず、私たちの外来には、関東圏はもちろん、もっと遠方、関西や九州、北海道などからやってくる患者さんが後を絶ちません。

現在（２０２５年）のところ、初診はおよそ８カ月待ちになっています。

クチコミや書籍、インターネットなどの情報を頼りに、難聴や耳鳴りに悩む患者さんが私たちの外来にやってくるのです。

「はじめに」でお伝えしたように、私たちの外来では「宇都宮方式《うつのみやほうしき》」と呼ばれる補聴器療法を確立し、難聴と耳鳴りに対して大きな成果を上げています。

補聴器療法では、難聴の患者さんに補聴器のトレーニングを行ってもらいます。その結果、**このトレーニングで補聴器を貸し出したかたの96%が効果に納得・満足し、補聴器を購入している**というデータが出ています。

また、耳鳴りの患者さんも、補聴器療法で**90%のかたの症状が改善する**という結果が得られています。

なぜ、これだけの成果を上げられるのでしょうか。

背景にあるのが、難聴や耳鳴りの治療に関する新しい考え方です。

難聴と耳鳴りは、耳という1つの器官の病気ではありません。**難聴と耳鳴りにおいては、ともに、「脳で変化が起こっている」**と考えられるようになってきました。

難聴や耳鳴りに悩む人と、健常人の脳には、明らかな違いがあるのです。

しかも、**多くの耳鳴りが、難聴という疾患《しっかん》と密接に関連している**こともわかってきました。

この新しい考え方を理解し、それを踏まえた治療を行わない限り、難聴における補聴器の調整がうまくいかなかったり、耳鳴りをいつまでも改善できなかったりするのです。

いいかえれば、難聴や耳鳴りという症状に正しく対処するには、症状を引き起こすおおもとになっている脳の状態を理解しないといけません。

そのうえで、**その脳を「鍛えて、変える」必要がある**のです。

この章では、「難聴と耳鳴りにおける脳の状態が健常人とはどう違うか」について紹介し、その脳を変えるとはどういうことかをお話ししましょう。

最初に、音を脳に伝えるしくみについて解説します。

音を聞いているのは耳ではなく脳

耳は、「外耳《がいじ》」「中耳《ちゅうじ》」「内耳《ないじ》」という3つの部分で構成されています。

外耳は、耳介《じかい》と外耳道《がいじどう》からなります。耳介は、カップ形で頭部から左右に突き出した形になっており、効率的に音を集めます。

耳介の集めた音は、外耳道（耳のあな）を進みます。外耳道の長さは約3㎝。音は、ラッパ管のような外耳道を通る間に増幅され、突き当たりの鼓膜《こまく》を震わせます。

鼓膜の奥にある空間が中耳です。中耳にはツチ、キヌタ、アブミという3つの骨＝耳小骨《じしょうこつ》があり、鼓膜と内耳をつないでいます。鼓膜が震えると、その振動が耳小骨によって増幅されて、内耳へと伝えられます。

内耳は、聞こえに関係する蝸牛《かぎゅう》と、平衡感覚をつかさどる前庭《ぜんてい》・三半規管《さんはんきかん》からな

正常な聞こえと難聴の聞こえ

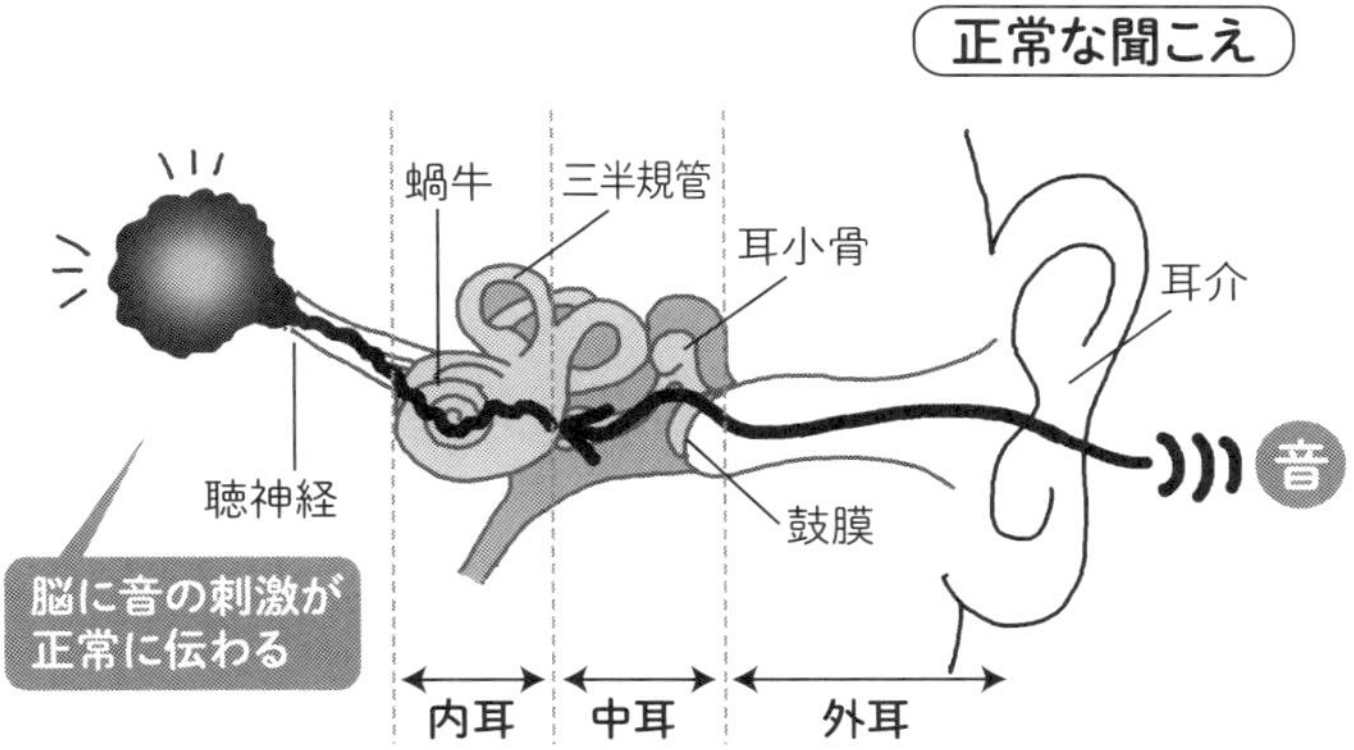

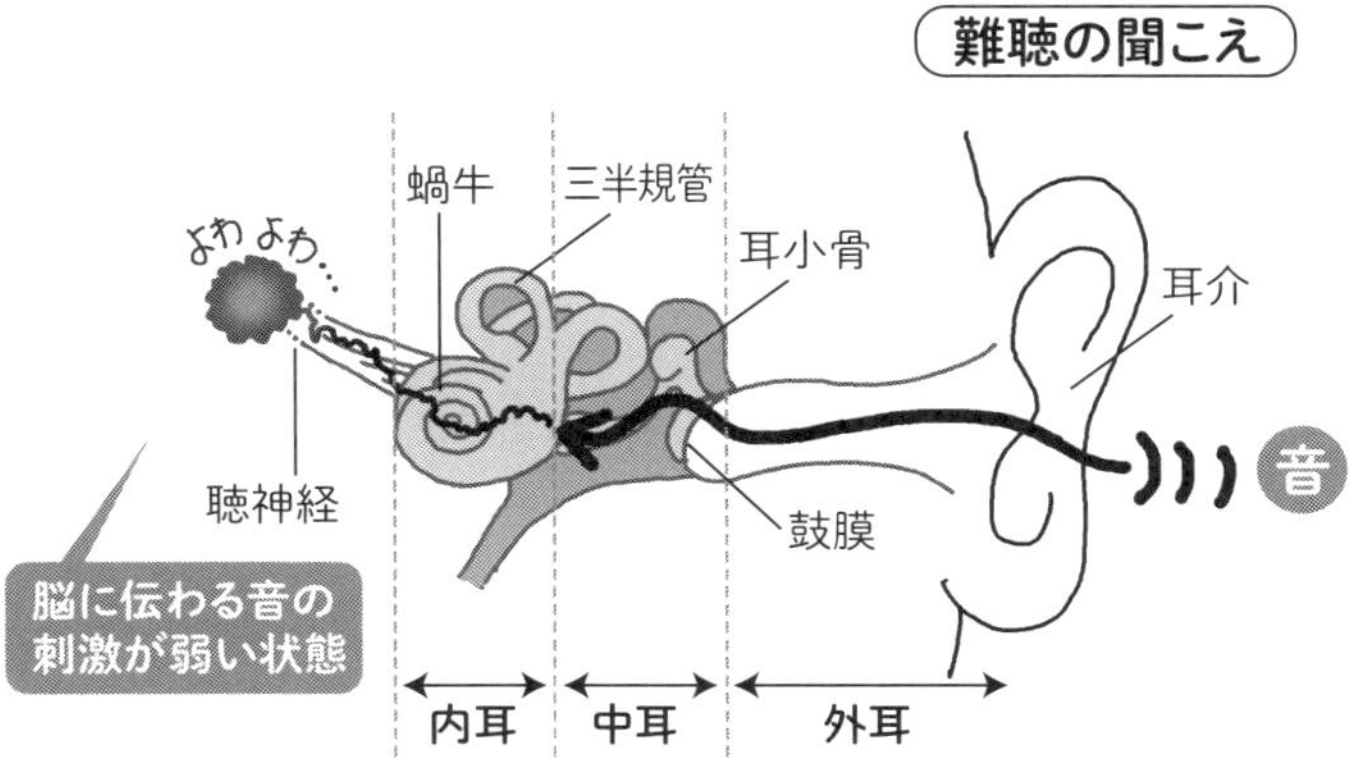

ります。蝸牛は、カタツムリのような形をした器官です。中には、音を感じるセンサー役を果たす有毛細胞《ゆうもうさいぼう》が並んでおり、リンパ液で満たされています。内耳に伝わった音の振動はリンパ液を揺らします。すると、リンパ液といっしょに有毛細胞が揺すられます。これにより、振動が電気信号へと変換されるのです。この電気信号は、聴神経《ちょうしんけい》という神経回路を介して脳へと伝えられます。この電気信号が脳に伝わって、初めて「音」として認識されることになります。

このように、耳は音を伝える伝達器官にすぎません。**実際に音を聞いているのは、脳**なのです。

外耳から中耳、内耳を経て脳に至る、音を聞く一連の経路を、聴覚路《ちょうかくろ》といいます。この聴覚路のいずれかに異常や機能低下が起こると、脳に伝わる電気信号が少なくなって、聞こえが悪い＝難聴という現象が起こります。

難聴の種類は、大きく２つに分けられます。

●伝音難聴《でんおんなんちょう》…外耳・中耳に原因があって起こる

●感音難聴《かんおんなんちょう》…内耳〜聴神経〜脳に原因があって起こる

伝音難聴は、外耳や中耳に問題があって、音がうまく「伝わらない」ために起こる難聴です。例えば、外耳道に耳垢《みみあか》がたまりすぎたり、中耳炎《ちゅうじえん》などによって音がよく内耳に伝わらなくなったりして、難聴が生じます。

一方、感音難聴は、内耳の蝸牛や聴神経などに問題が生じ、音が「感じられない」ために、聞こえが悪くなるものです。代表的なものが、加齢によって起こる加齢性《かれいせい》（老人性）難聴《なんちょう》です。65～74歳では3人に1人、75歳以上では約半数が難聴になっているといわれています。

原則として、急に起こった難聴は治療の対象となります。治療がうまくいけば、聞こえもよくなります。伝音難聴の多くは、適切な治療を施せば（耳垢を掃除する、中耳炎を治療するなど）、難聴も改善されます。

感音難聴に分類される突発性難聴《とっぱつせいなんちょう》（突然に片側の耳が聞こえなくなる病気）も、早期の適切な治療によって、難聴は改善する可能性があります。

難聴であることがわかったら、その原因となっている病気を突き止めることが原則です。治療が可能なら、原因疾患の治療を行います。

治療を行っても病気が治らない場合、また、加齢性難聴のように根本的には治せない疾患の場合は、補聴器の適応となります。

ほかに、混合性難聴《こんごうせいなんちょう》もあります。これは、伝音難聴と感音難聴の2つが合併した難聴です。合併の度合いによって個人差があり、病態に応じた治療が行われます。

難聴はどうして起こるのか?

ここでは、加齢性難聴に絞ってお話ししましょう。

ほかに難聴を引き起こす疾患としては、突発性難聴や騒音性難聴《そうおんせいなんちょう》、メニエール病(第2章で後述)などいろいろありますが、加齢性難聴について知っておけば、一般に、難聴とはいったいどういう状態なのかがよくわかります。

加齢性難聴は、その名のとおり、年を取るにつれて起こる難聴です。

蝸牛の有毛細胞は、そもそも再生しない細胞です。このため、生まれたときの数が最大で、その後はしだいに減少していきます。

音の高い・低いは、周波数（1秒間の振動数）の高低で決まり、周波数が低ければ低音、高ければ高音になります。単位はHz（ヘルツ）です。

私たちは、20Hz～2万Hzまでの音域を聞くことができるとされています。音を聞き取る力がピークとなるのは小・中学生の頃です。2万Hzの高音を聞き取ることができます。

蝸牛の有毛細胞のうち、特に高音域に対応する有毛細胞は、音の振動が起こす波に常に揺すられています。つまり、**高音域に対応する有毛細胞のほうが消耗しやすいため、一般的には、高音域からだんだん聞こえが悪くなっていきます。**

加えて、蝸牛の神経や血管などの加齢変化（つまり老化）が起こります。

脳の機能自体の老化が生じて理解力も落ちるため、ゆっくり話せば聞き取れても、早口で話されるとわからないことも多くなります。

このように、**さまざまな老化現象が重なることによって、加齢性難聴はしだいに進行し、聞こえが悪くなっていく**のです。

この病気は、たいてい両耳、同時に起こります。**少しずつ進行するため、最初のうちは聞こえが悪くなっていることに気づかないケースが多い**でしょう。

一般的には、40代から始まるとされています。ただ、個人差が大きく、遺伝的な要因や生活環境によって、聞こえの悪さを自覚する年齢は大きく違ってきます。

工事現場やライブハウスなど、騒がしい環境で長年働いていると、大きな音響の影響を受けて、有毛細胞の損傷が進行しやすくなります。そうした環境で働いているかたは、より早い年代から難聴が起こることが多いようです。

加齢性難聴は、老化による聴覚機能の低下によるものなので、残念ながら根本的な治療法はありません。そして、症状が進行し、生活に支障をきたすほど聞こえが悪くなれば、補聴器の適応になります。

難聴は4つのレベルに分けられる

難聴のレベルは、「軽度難聴」「中等度難聴」「高度難聴」「重度難聴」の4つの段階に分けられます。どれくらい音を大きくすれば聞こえるかを測定し、これをdB（デシベル）という単位で表します。

では、それぞれの難聴のレベルによって、生活上どんなところに支障をきたすか、お話ししておきましょう。

●軽度難聴（聴力レベル25〜39dB）

小声やささやき声の聞き取りが難しい

加齢に伴う難聴は、高い音からしだいに聞き取りが悪くなります。そのため、小声やささやき声では、音はわかっても内容が聞き取れないことが増え、聞き返すことが多くなります。

軽度難聴は、「会議や会合で聞き取りにくくなったかな？」と感じるくらいのレベルで、通常の生活を送るのに大きな問題となることは、ほとんどありません。ただし、人によっては、生活や仕事などに支障をきたすことがあります。そうした場合は、補聴器を使うことを検討してもよいでしょう。

●中等度難聴（聴力レベル40〜69dB）

大きめの声なら聞き取れる、普通の会話が聞きづらい

人から「話し声が大きい」といわれるようになります。声が大きいということは、聴力が低下し、自分の声の大きさを把握できなくなっていることを示します。

後ろから呼びかけられると、気づかないことも多くなります。また、数人以上の会議では、話し手との距離が開くため、聞き取りが目立って悪くなります。音の方向感・距離感を把握する力も弱まり、車の接近に気づかないケースが増えます。

さまざまなコミュニケーション不足から、精神的なストレスも増えます。患者さん本人だけではなく、ご家族にも負担となってきます。

補聴器の装用が勧められます。

●高度難聴（聴力レベル70～89dB）

普通の会話が聞き取れず、耳元で大きな声で話さないと聞こえない

日常生活のほとんどの場面で、聞き取りにくさに直面し、不安や不満がたまる状態が続きます。ご家族などと円滑にコミュニケーションを取るためにも、外出時の安全を確保するためにも、補聴器の装用が強く勧められます。

●重度難聴（聴力レベル90dB～）

耳元で、大声で話されても聞こえない

ここまで進行すると、聞こえるのは、工事現場の騒音や電車の通過音、自動車のクラクションといった、かなり大きな音に限られます。

補聴器を装用しても、じゅうぶんな聞き取りが期待できず、人工内耳《じんこうないじ》（第5章で後述）を検討することも必要になるケースが多くなります。

このような難聴があるとき、脳ではどんなことが起こっているのでしょうか。

正常な脳と「難聴の脳」はどこが違う？

耳は音を伝える伝達器官で、実際に音を聞いているのは脳であると、すでにお話ししました。

「難聴になると、脳に入る音が少なくなる」ということは、つまり、脳に伝わる電気信号が減少することを意味しています。

正常な聞こえであれば、脳には常に多量の電気信号が送られ、その刺激によって脳

が活性化されています。ところが、難聴になると、電気信号があまり入らない状態が続くことになります。

しかも、加齢性難聴などのように、加齢によって進む難聴の場合、耳の機能低下が少しずつ進行するため、自分でも気づかないうちに、**脳が、電気信号のあまり入らない、つまり、刺激の少ない状態に慣れてしまうのです。**

こうなってしまった脳を、私は**「難聴の脳」**と呼んでいます。

通常の脳は、常に音の電気信号に刺激されて活性化していますが、「難聴の脳」は電気信号の少ない、静かな状態に慣れてしまいます。

この**「難聴の脳」に、補聴器を使って、聞き取りに必要な音量の音を聞こえるようにすると、「うるさい」「余計な音」と感じます。**

そうした「難聴の脳」を甘やかす形で、うるさく感じないような調整を行った補聴器を使っても、残念ながらきちんと聞き取れません（詳しくは第2章で紹介します）。

補聴器を装用した際、きちんと聞き取れるようになるためには、この「難聴の脳」自体を変える工夫を施さなければならないのです。

脳は、音（電気信号）の刺激によって活発に働くことで、認知機能も維持されてい

「難聴の脳」を変えるトレーニング

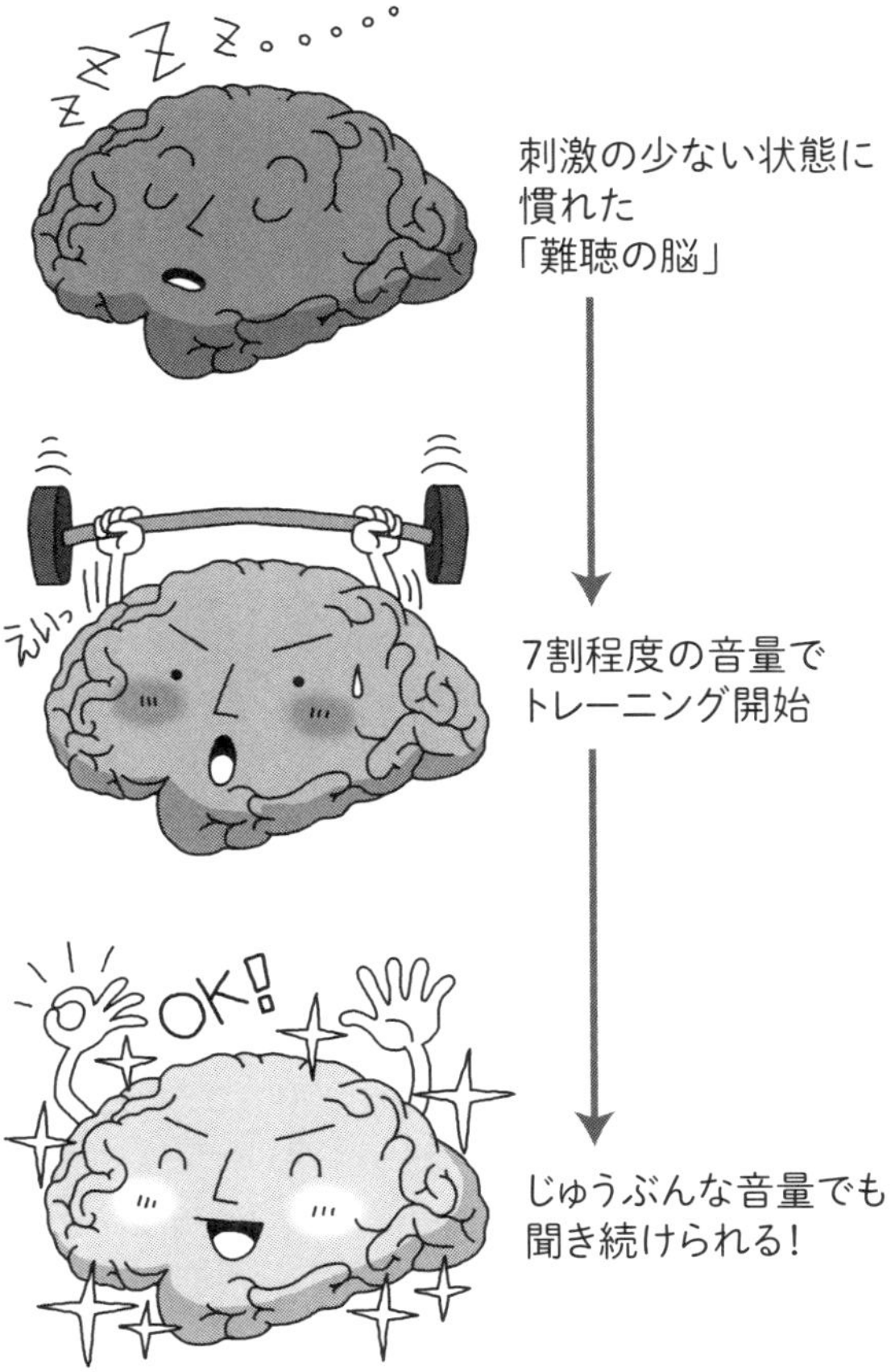
ZZZZ。。。。。
刺激の少ない状態に
慣れた
「難聴の脳」
えいっ
7割程度の音量で
トレーニング開始
OK!
じゅうぶんな音量でも
聞き続けられる!

ます。

ところが、「難聴の脳」では、音や言葉の情報が極端に少なくなります。すると、**脳は考えたり、感じたりする機会が少なくなり、そのぶんだけ、認知機能の低下に結びつく**と考えられるのです。

さらに、前項でも触れたとおり、難聴が進行すればコミュニケーションを取るのがどんどん難しくなります。その結果、周囲から孤立し、うつ状態を引き起こしやすくなるのです。そうした状況も、認知機能を低下させる要因になります。

これらの理由から、認知機能の低下を招き寄せないためにも、「難聴の脳」は、そのままにしておかずに、できるだけ早いうちに変化させたほうがいいのです。

そのために必要なのが、補聴器療法です。トレーニングによって、

「静かな環境に慣れた難聴の脳」

↓

「聞き取りにじゅうぶんな音量を不快感なく聞き続けられる脳」

という変化を起こすのです。

トレーニングの基本方針は、**補聴器に効果の得られる音量（最初は目標値の7割程**

補聴器の購入率と聴力レベル

補聴器の購入率

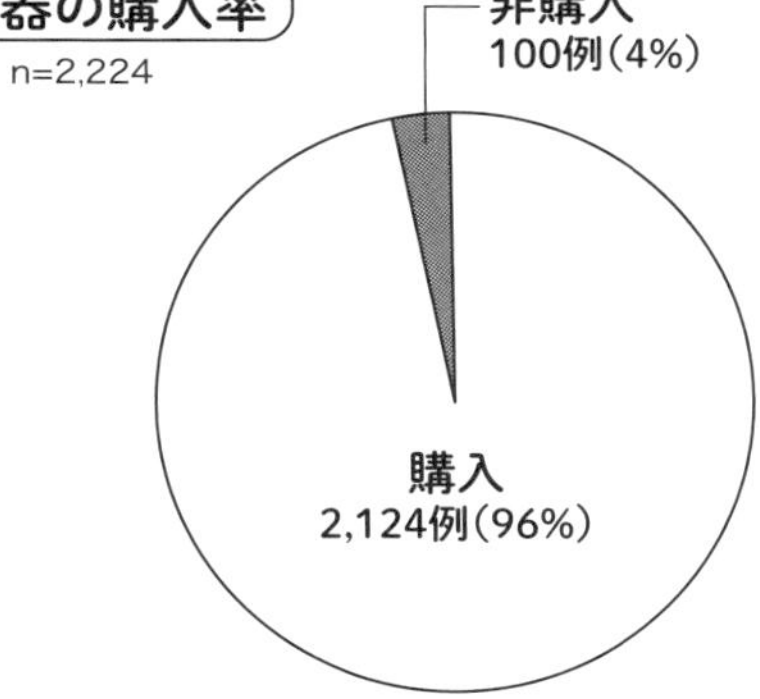

患者の聴力レベル

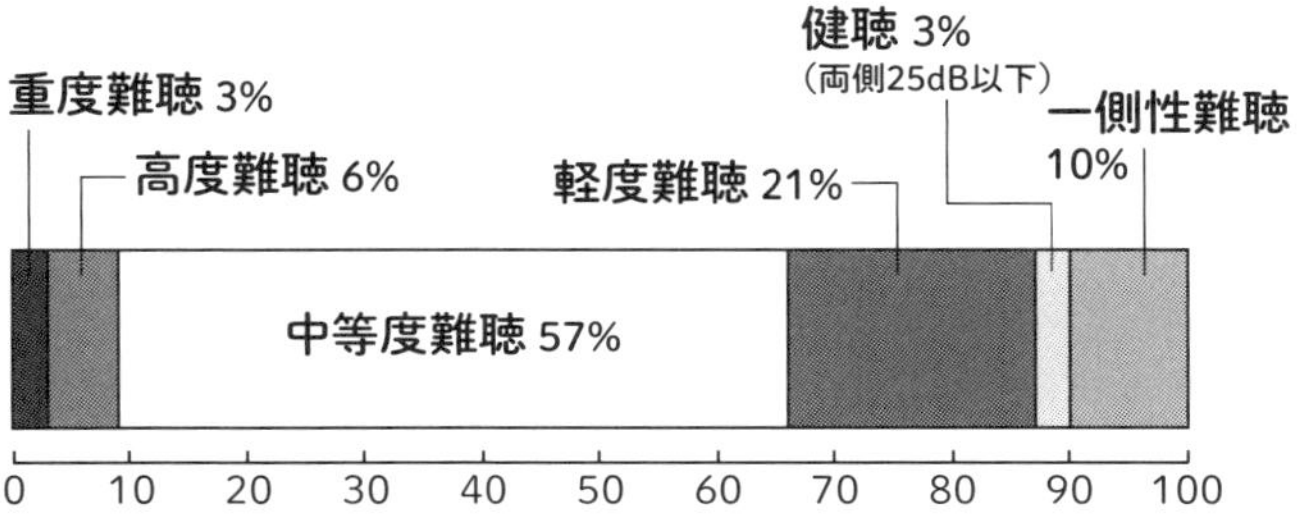

度）を入れ、定期的な調整を行いつつ、徐々に音量を上げていくというものです。

トレーニングといっても、特別なことをするわけではありません。調整した補聴器をつけて1日じゅう過ごすだけです。

このように調整した補聴器を使い始めると、静かな環境に慣れていた脳に、周囲の音がドッと流れ込んできます。静けさに慣れた「難聴の脳」にとって、そうした音は非常にうるさく、不快に感じられます。

しかし、そこで補聴器を外してしまわずに、ある程度がまんして補聴器の継続的な装用を行うのです。毎日続けることで、その新しい環境に脳が慣れていきます。

このトレーニングを3カ月程度続けると、「難聴の脳」を変化させることができるとわかっています。このようなステップを踏むことを通じて、補聴器によるじゅうぶんな聞き取りが可能になるのです。

手順を踏んで、補聴器のトレーニングを行った人は、ほぼ全員が試用期間の終わった後に、補聴器を購入しています。

15年間のデータでは、**2224例の患者さんのうち、3カ月のトレーニングを経て補聴器の購入に至った例は、2124例（96％）**という結果になっています（45ページの図を参照)。
トレーニングを行うことで、補聴器のもたらす効果に満足し、納得できたからこそ、大多数のかたが補聴器を購入したということになります。

難聴と耳鳴りは別々の病気ではない

続いて、耳鳴りについても検討しましょう。

皆さんの中には、「なぜ、耳鳴りを難聴といっしょに検討するのか」と不思議に思っているかたが少なくないかもしれません。

耳鳴りと難聴は、まったく別の病気と考えているかたが多いからです。私が外来で患者さんと話していても、この2つを別物と考えているかたがほとんどです。

耳鳴りの患者さんは、たいてい、自分の聞こえが悪いのは「耳鳴りがうるさいせいだ」と考えており、それが難聴のせいだとは考えません。

一方、難聴で悩んでいる患者さんは、たとえ耳鳴りがあっても、耳鳴りについてはあまり関心を持っていなかったりするのです。

しかし、耳鳴りと難聴は、別物の病気ではありません。**耳鳴りに悩む患者さんのおよそ9割のかたが、難聴を併発しているという**データが出ています。

耳鳴りは、これまでお話ししてきた「難聴の脳」と非常に密接な関連があるのです。**難聴と耳鳴りは、1つの病気のオモテ・ウラの関係にある**といってもよいでしょう。

これまで長らく、**耳鳴りは「原因不明の病気」「治らない病気」**と考えられてきました。今でも、「耳鼻咽喉科で診てもらったところ、原因不明といわれた」という耳鳴りの患者さんが、私たちの外来にたくさん訪れます。

多くの病院や治療院などをいくつも回ったが、結局、耳鳴りが治らなかったと訴える人や、医師から「年のせいだから、あきらめなさい」「この病気は治りませんから、なるべく気にしないようにしましょう」といわれた人も、多数やってきます。

いまだに一部の医師にとって、耳鳴りは「原因不明の病気」「治らない病気」であるのです。

しかし、そうした状況は大きく変わりつつあります。**研究の進展によって、「耳鳴りはよくなる病気」とわかってきた**からです。耳鳴りという病態のとらえ方が、従来のものとは異なるものになったのです。

では、新しい考え方では、「耳鳴りになる」とは、どういうことなのでしょうか。

ここでも、最も典型的な加齢性難聴を手がかりに説明しましょう。

耳鳴りが鳴っているのも耳ではなく脳

加齢性難聴は、一般的に、高音域から聞き取りが悪くなります。

いいかえれば、低音域や中音域の音は、従来どおり電気信号に変換されて脳に送られる一方、高音域の音の信号は、脳にあまり送られなくなるということです。

脳は、極めて優秀な機能を持っています。高音域の電気信号がじゅうぶんに送られてこないのを感知すると、その音域をよりよく聞こうと働きます。

高音域の電気信号が弱まっているぶんを補おうとして、脳の活動が高まり、その音域の電気信号をより強くしようと働くのです。いわば、脳が過度に興奮した状態になります。

こうして高音域を担当する部分の脳の活動が高まり、その活動そのものが耳鳴りとして聞こえてくるのです。**不足した音を補うために、脳が過度に興奮してがんばった結果、耳鳴りが生じる**というわけです。

つまり、**耳鳴りは脳で鳴っている**といえます。

加齢性難聴では、高音域の音が聞こえにくくなりますから、それを補うため、たいてい「キーン」という高音の耳鳴りがするようになります。

これが、新たに解明された、耳鳴りのメカニズムです。

このメカニズムが当てはまるのは、むろん、加齢性難聴だけに限りません。難聴になる病気は総じて、耳鳴りを引き起こす可能性があることになります。例えば、突発性難聴は治療がうまくいかないと、難聴が後遺症として残ります。騒音性難聴（第2章で後述）も、蝸牛の有毛細胞が損傷するため、難聴を治せません。

このような病気による難聴においても、同様のメカニズムによって耳鳴りが起こってきます。

病気の種類や、難聴の進行度合いによって、低音域や中音域が聞こえなくなったり、全音域にわたって聞こえが悪くなったりすることがあります。すると、聞こえの悪くなっている音域に合わせて、耳鳴りが起こります。

なぜ耳鳴りが発生するのか？

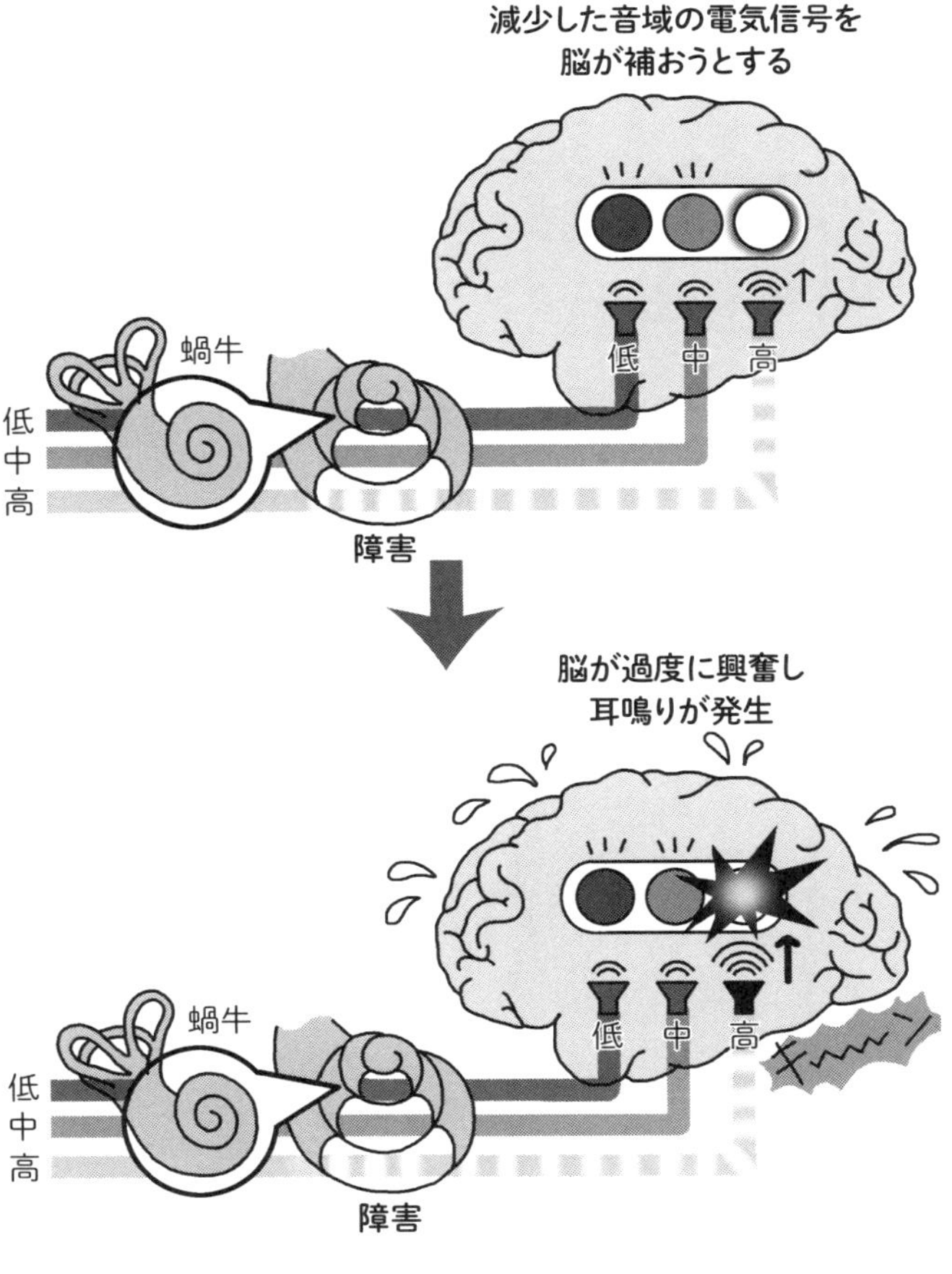

低音域が聞こえにくい人は、「ゴーッ」「ブーン」といった耳鳴りがするようになります。

高音域から低音域まで、全体的に聞こえが悪くなっている人は、「ザーッ」というテレビのノイズのような音になります。「ジーッ」というセミの鳴くような音に聞こえる人もいます。

耳鳴りに悩んでいる人は、耳鳴りのせいで聞こえが悪いと思うことはあっても、「自分が難聴に悩まされている」とは自覚していないケースが少なくありません。

しかし、いずれにしても、耳鳴りの生じる背景にあるのが、難聴なのです。

先ほど、難聴と耳鳴りは、「1つの病気のオモテとウラ」とお話ししたのも、これを踏まえてのことです。難聴がオモテなら、難聴が原因で生じる耳鳴りがウラということになるでしょうか。

ちなみに、難聴とは関連しない耳鳴りも、少数ながら存在します。

例えば、脳の中でではなく、実際に体の中で鳴っている音が、耳鳴りとして聞こえるようなケースです。

血液が血管を流れる「ザーザー」という音（血管雑音）や心臓の音、「コツコツ」

というのどの筋肉の収縮音、「スーハー」という呼吸音などが、耳鳴りとして自覚されることがあります。

血管雑音については、人によって治療が必要なケースもありますが、単に疲労やストレスによって一時的に起こっていることが少なくありません。

もう1つ、難聴と関連しない耳鳴りを引き起こすのが、うつ病です。

うつ病になると、感覚が鋭敏になることがあります。耳鳴りを強く感じ、苦痛を感じやすくなります。

うつがあり、特に精神的な苦痛を強く感じている人の場合、耳鳴りの治療と並行して、心療内科や精神神経科などで精神面の治療を行うことが勧められます。

話を戻しましょう。

大半の耳鳴りに共通する発生メカニズムが判明してきたからこそ、そのメカニズムにもとづいた耳鳴りの治療も可能になってきました。

その新しい治療法について触れる前に、耳鳴りが悪化し、治りにくくなる事情について紹介しておきましょう。

耳鳴りを悪化させる「苦痛のネットワーク」

耳鳴りが聞こえるようになると、なかには、症状がしだいに悪化してしまう人がいます。そうしたかたも、**脳に変化が起こっています。**

それが、耳鳴りに注目してしまう脳の働きです。私は、こうした脳を**「注意の脳」**と呼んでいます。

人間の本能には、環境に予期せぬ変化が起こると、反射的に注意を向けるプログラムが備わっています。急に鳴り出した音というものは、例えば、人間に襲いかかる敵の接近を告げるサインかもしれないからです。身を守るため、危険なものに注意を向けてしまうのです。

耳鳴りでも同じことが起こります。

急に聞こえ始めた耳鳴りに対して、脳が注意を向けるようになります。正体の知れない音ですから、すごく気になり、不安を感じます。

「注意の脳」が働き出すと、**耳鳴りがしているかどうか、気がつくといつも細心の注**

「注意の脳」と「苦痛のネットワーク」

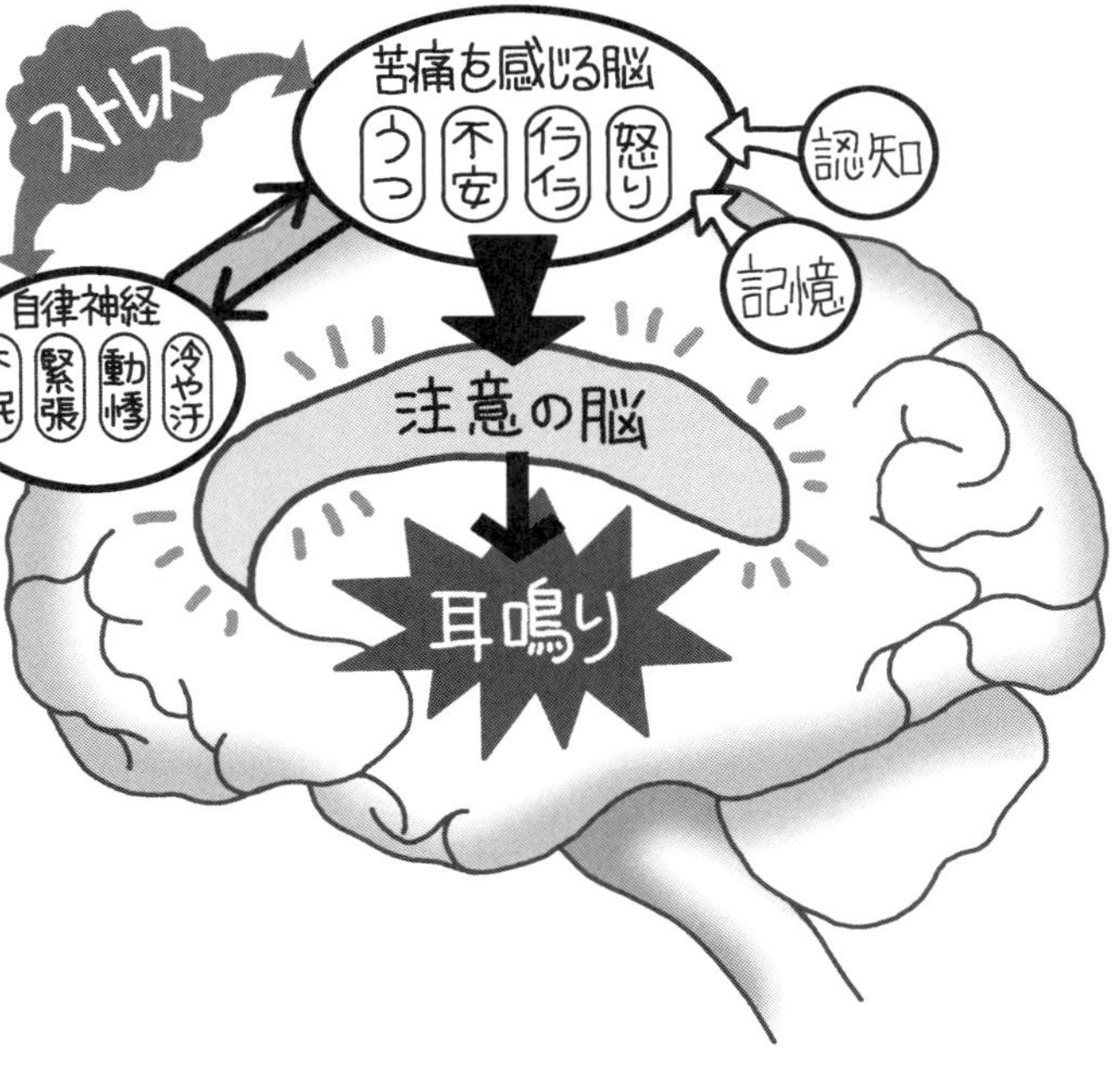

「注意の脳」と「苦痛を感じる脳」、自律神経、
ストレスが連動して「苦痛のネットワーク」を形成し、
耳鳴りをより一層大きくする

意を払うようになります。

「今日も、音が鳴っているかどうか」「今日の耳鳴りの大きさはどうか」など、耳鳴りについて逐一、確認を取るようになるのです。

「注意の脳」の働きが昂《こう》じてくると、朝に目覚めたときから夜眠るまで、1日じゅう耳鳴りを気にかけるようになります。

また、耳鳴りを強く意識することで、脳内に、さまざまな考えや感情が浮かび上がり、連動して働くようになります。

例えば、「耳鳴りがこのまま治らないのではないか」といった不安が生じたり、「耳鳴りのせいで仕事に集中できない」などのイライラが高まったりします。

こうして「注意の脳」と「苦痛を感じる脳」、ストレスが連動して働き、**「苦痛のネットワーク」が形成されていくのです。**

いったん「苦痛のネットワーク」が形成されると、耳鳴りから注意を逸《そ》らすことがさらに難しくなり、耳鳴りによって与えられる苦痛がどんどん高まっていきます。うつ傾向も強まります。

ネットワーク化された苦痛は、自律神経《じりつしんけい》（血管や内臓を調整している神経）にも強く影響を与えるため、不眠や動悸《どうき》、冷や汗といった身体症状が引き起こされることもあります。

このようにして耳鳴りは悪化し、だんだん治りにくくなっていきます。

また、医師の不用意な言葉（**「耳鳴りは治りません」「一生つきあっていくしかない」「あなたは神経質だから」**など）が、患者さんの「苦痛のネットワーク」を固めて、不安や心配、イライラといった精神症状をより悪化させます。

では、こうしたサイクルに陥った耳鳴りの患者さんを助けるには、どうすればいいのでしょうか。

理解するだけで耳鳴りの5割は改善！

耳鳴りの発生メカニズムが判明してからは、その治療の方向性もはっきりしてきました。それが、**耳鳴りを発生・悪化させる脳の働きにアプローチする方法**です。

耳鳴りの患者さんには、問診時に綿密なカウンセリングを行います。カウンセリングの柱は２つあります。

●なぜ、耳鳴りが起こるのか（発生するメカニズム）
●なぜ、耳鳴りが悪化し、ひどくなっていくのか（「注意の脳」の働きと「苦痛のネットワーク」）

多くのケースでは、「注意の脳」の働きによって、耳鳴りに注意を向ければ向けるほど、耳鳴りが治りにくくなっています。

患者さんは、「耳鳴りがどんどん大きくなっていくのではないか」「最後には耳が聞こえなくなるのではないか」といった、さまざまな不安や心配にさいなまれています。

そこで、カウンセリングによって、耳鳴りの発生メカニズムを理解し、「注意の脳」の働きや「苦痛のネットワーク」についての正しい情報を得てもらいます。

患者さんが耳鳴りのメカニズムを理解すると、「耳鳴りは心配していたほど、重大な病気ではない」とわかってきます。

しだいに、耳鳴りに関する不安や心配の多くが軽減します。その結果、「苦痛のネットワーク」の悪循環も断つことができるようになるのです。

耳鳴りの症状がそう重くないかたであれば、カウンセリングだけで耳鳴りが気にならなくなり、治療はそこで完了します。

私たちの外来では、耳鳴りに悩むかたのうち半数以上が、カウンセリングを行っただけでよくなり、帰っていきます。

薬を出す必要もありません。

もちろん、自宅に戻り、静かな環境に身を置けば、再び耳鳴りが聞こえることはあるでしょう。

しかし、次のように考えられれば、耳鳴りは恐ろしいものにはなりません。

「耳鳴りが聞こえても、それ自体は大したことではない」

「体に大きな害にもならないから、だいじょうぶ」

たとえ耳鳴りがしていたとしても、患者さんにとって苦痛にはならなければ、これは「治った」といってもいい状態ではないでしょうか。

こうして、**カウンセリングだけで、5割のかたの耳鳴りが治っている**のです。

補聴器を使えば耳鳴りの9割はよくなる！

カウンセリングだけではじゅうぶんに対応できない、症状の重い耳鳴りの患者さんで、難聴がある場合は、補聴器を使ったトレーニングを提案します。

耳鳴りの発生メカニズムとは、「ある音域が聞こえなくなっているときには、その音域の電気信号が脳に入らなくなっている」「その足りない音域を補おうとして、『難聴の脳』が興奮し、耳鳴りが起こる」というものです。

それぞれの患者さんについて、前もって検査を行い、どこの音域の聞こえが悪くなっているかを確認します。その足りない音域に、補聴器を使って音が聞こえるように調整を行います。

こうして患者さん1人ひとりに合わせて、調整を行います。

すると、今まで聞こえなかった音域（電気信号が入っていなかった音域）に、補聴器を通じて電気信号が届けられるようになります。

これによって、**脳の興奮が治まり、耳鳴りが落ち着く**ことになるのです。

補聴器を用いた音響療法

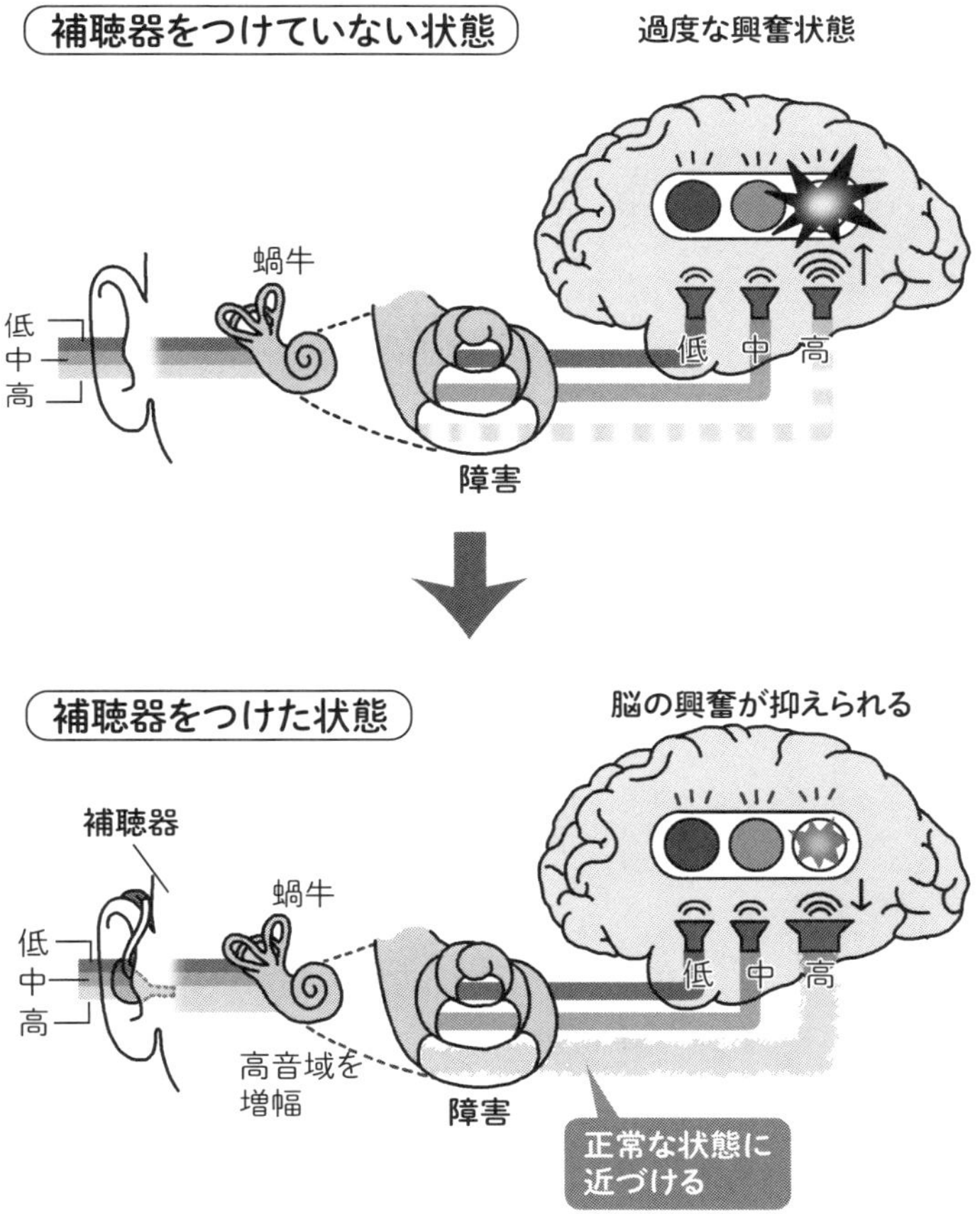

補聴器によるトレーニングの方法は、原則として難聴と同じです。元々、難聴から耳鳴りが生じているわけですから、難聴の補正ができれば、それが耳鳴りの改善につながります。

補聴器を使い始めたときには、うるさく、不快に感じるかたも多いでしょう。それに慣れることが、耳鳴りの解消にもつながるのです。

耳鳴りに対する補聴器療法の効果は明らかです。

６０８人の耳鳴りの患者さんに補聴器を使ってもらい、治療６カ月後の改善度を調べた当科のデータがあります。

それによると、**耳鳴りの苦痛がほぼ消失した人が39%、著明に改善した人が32%、やや改善した人が22%で、総計すると93%の人がよくなっている**という結果が出ています。

この章で話したような、難聴や耳鳴りに関する研究の進展が広く知られているかといえば、残念ながら、そうではありません。

いまだに、「耳鳴りは年のせい」と考えている耳鼻咽喉科の医師も少なくないのです。そういう現状があるからこそ、私の外来には多くの耳鳴りの患者さんがやってく

治療6カ月後の耳鳴り改善度

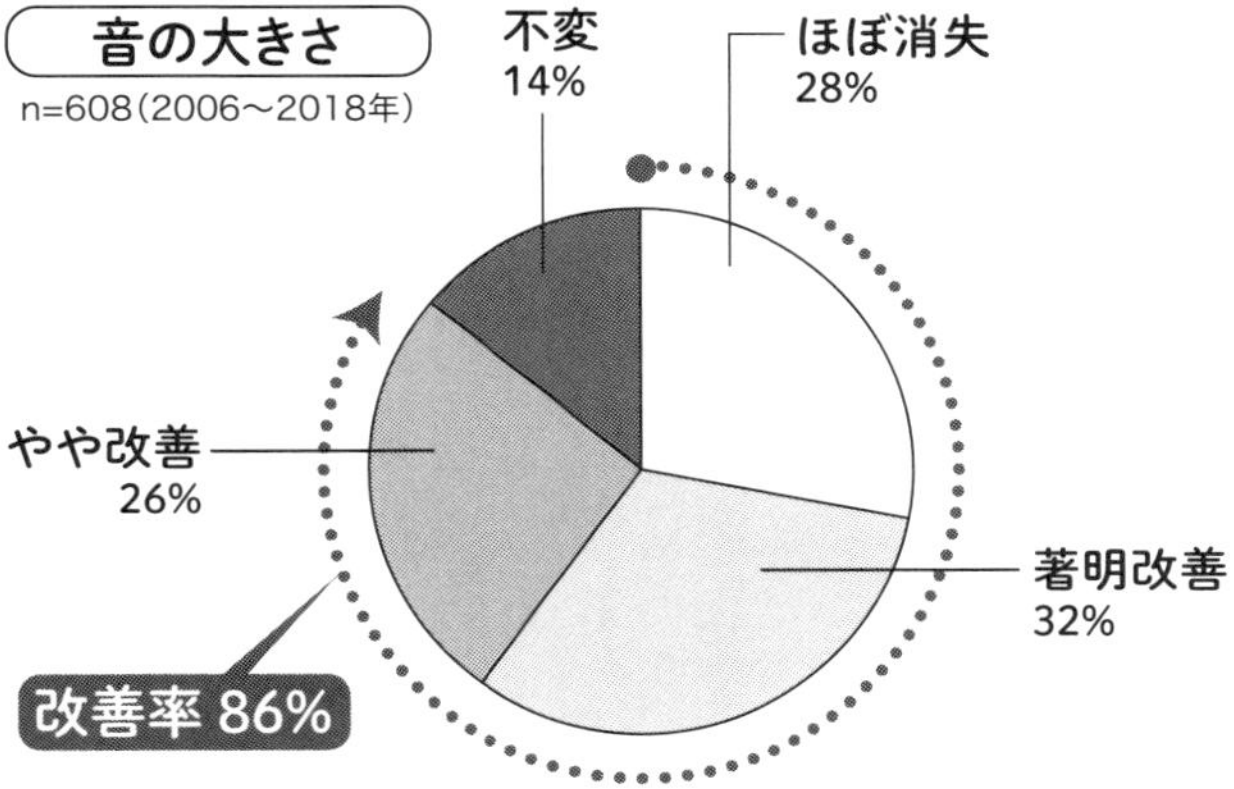

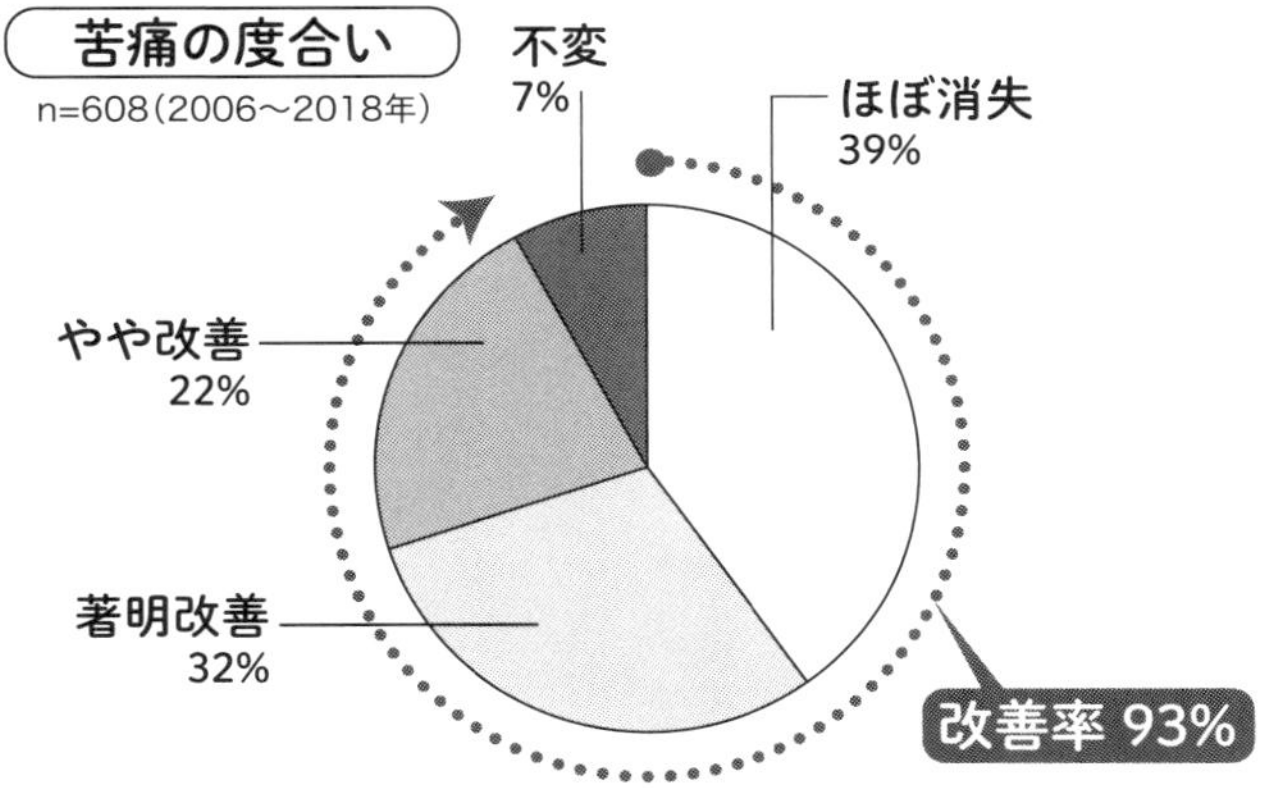

るのでしょう。

また、補聴器の普及についても、欧米各国と比べると、日本は大きく立ち遅れています。なぜ、そんなにも日本が立ち遅れてしまっているのか、そこには、日本という国の特殊な事情があるのです。

次の章では、現代の我が国が抱える、補聴器の問題について考えてみましょう。

第2章

補聴器にまつわる誤解と真実

補聴器はあてにならない？

外来にやってくる難聴の患者さんに聞いてみると、すでに補聴器を購入しているにもかかわらず、使っていないかたが多くいらっしゃいます。

あなたは補聴器について、どんなイメージをお持ちでしょうか。

現在、使われている補聴器については、耳に掛けて使う形の「耳掛け型」と、耳のあなに入れて使う「耳あな型」の２つのタイプが主流です。

販売店などで補聴器を購入して試したものの、**「思ったより聞こえがよくならなかった」**というかたは少なくありません。

ほかには、補聴器について、次のような批判の声をよく耳にします。

「高価だったのに、少しも聞き取れない」
「ないよりマシだけど、全然よくない」
「つけたほうがむしろ聞き取れないから、ないほうがマシ」

多くのかたが補聴器はあてにならないと考え、実際に使うのをやめてしまっています。

こうした傾向は、私たちの病院に限ったことではありません。

日本における難聴や補聴器の実情について調べたデータが、「ジャパントラック」(日本補聴器工業会などによる)としてまとめられています。

日本と海外(イギリス・ドイツ・フランス)で、自己申告による難聴者の比率に大きな差はありませんが、補聴器の使用率(普及率)は、イギリス53%、ドイツ41%、フランス46%と比べて、日本は15%。日本は、欧州諸国と比較して半分以下の数字にとどまっています(ジャパントラック2022より)。

普及が進まない理由としては、皆さんの訴えにもあるように、補聴器を試したかたたちの大半が、その効果に満足していないどころか、不満を抱くことが多いという点に原因があると考えられます。

日本で補聴器を使っているかたの全体的満足度は、わずかに50%です(ジャパントラック2022より)。

これがどれくらい少ない比率であるかは、諸外国と比較すればわかります。

全体的満足度は、**フランスで82%、ドイツ77%、イギリス75%**となっており、先進国は軒並み7割以上を記録しています。

一方、日本は2022年度のデータだけが低いのではなく、以前は4割を切る数字が続いていました（2018年は38%、2015年は39%）。

なぜ、このようなことになっているのでしょうか。理由ははっきりしています。

日本で補聴器が浸透しない理由とは

ヨーロッパ先進国では国家資格が必要です。イギリスやドイツは、まず医師によって補聴器の処方箋《しょほうせん》が書かれ、それにもとづき、国家資格（ドイツでは「補聴器音響技師」といいます）を持つ専門家が補聴器を調整します。

一方、**日本では、国家資格がなくても補聴器を売ることができます。**

補聴器は、れっきとした管理医療機器であるにもかかわらず、先進国では日本だけが補聴器を取り扱うのに国家資格がいらないのです。

我が国の補聴器を取り巻く問題点

補聴器に対する満足度

「ジャパントラック2022」調査報告より

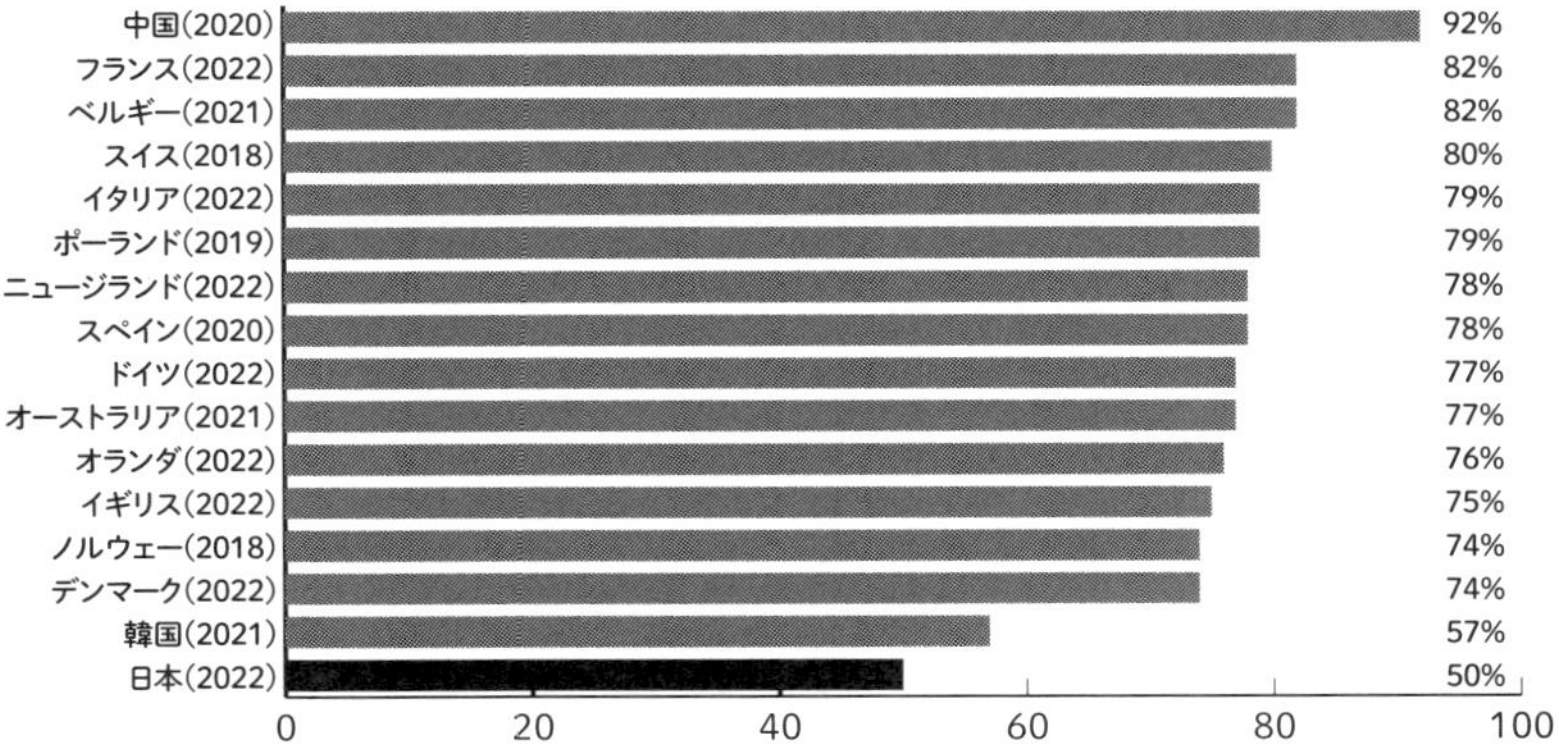

補聴器の供給システム

	ドイツ	イギリス	スウェーデン	日本
診断と処方	家庭医 耳科医	家庭医 耳科医	補聴器センター (国立病院附属)	国家資格が必要ない
調整	資格のある販売店	補聴器局の認可した販売店		

本来は耳鼻咽喉科医+言語聴覚士が携わるべき

公益財団法人テクノエイド協会が、補聴器の専門知識と技能を備えた**「認定補聴器技能者」**の養成を行っており、日本耳鼻咽喉科学会も、認定補聴器技能者のいる認定補聴器専門店で補聴器を購入することを推奨しています。

ただし、実際には、認定補聴器技能者のいない補聴器販売店も多く存在します。じゅうぶんな知識を持たない販売者も多いのです。そうしたところでは、適切な調整や必要なトレーニングが行われているのでしょうか?

しかも、補聴器の専門家が在籍していないメガネ量販店や、インターネットの通信販売でも、補聴器が売られているのが実情です。

なお、医療系国家資格の1つに**「言語聴覚士」**という資格があります。

言語聴覚士は、言葉やコミュニケーションについて困っている本人や、その家族、身近なかたの支援を行う職業です。

言語聴覚士は、心理学的な手法も取り入れながら、言語・コミュニケーション機能の回復や学習を助けますが、その中に、**補聴器のフィッティングなどの聴覚分野を専門的に行える人材が存在します。**

例えば、耳鼻咽喉科で、補聴器の装用やトレーニングを行える補聴器外来が併設されているところがあります。そこに言語聴覚士が在籍し、**耳鼻科医と協力して、患者さんの補聴器の調整やトレーニングをサポート**しています。

しかし、こちらも残念なことに、現在、4万人近い言語聴覚士がいる中で、補聴器を専門的に扱えるのは、数えるほど。

いずれにしても、補聴器を扱うプロフェッショナルの数が絶対的に足りていないのです。このような日本の特殊な事情が、補聴器を使ったときの満足度を低下させる大きな要因となっています。

「難聴になったら、補聴器販売店で相談すればいい」と考える人は多いでしょう。

しかし、このような事情があるために、**販売店に直行した場合、満足のいく補聴器を作ってもらえる可能性はかなり低い**といえるのです。

「はじめに」でもお話ししたとおり、補聴器は、メガネと違います。装用すればただちに聞こえがよくなるというものではありません。

「聞こえがよくなるように調整すればいいではないか」と思うかもしれません。

しかし、その調整が簡単ではないのです。

補聴器が必要なほどに聞こえが悪くなっているかたは、たいていその脳に変化が起こり、「難聴の脳」となっています。

つまり、**難聴に関するじゅうぶんな知識がなければ、「難聴の脳」にきちんと対応することができない**のです。

「難聴の脳」に対して、補聴器を使って健常時くらいのレベルで音が聞こえるようにすると、どういうことが起こるでしょうか。

補聴器販売店で見られる典型的な対応を考えてみましょう。

「ないよりマシ」な補聴器はこうして生まれる

補聴器販売店の場合も、まず聴力測定を行い、どの音域がどれくらい聞こえているかを調べていると思います。

聴力を一目でわかるように図示したものが、「オージオグラム（聴力図）」です。

横軸は周波数を表します。左が低音、右になればなるほど高音になります。

縦軸は聴力のレベルです。数字が大きくなるほど（73ページの図では下にくる）、大きい音でないと聞こえない、つまり、難聴の度合いが強いことになります。

オージオグラムの例（軽度の高音障害型難聴）

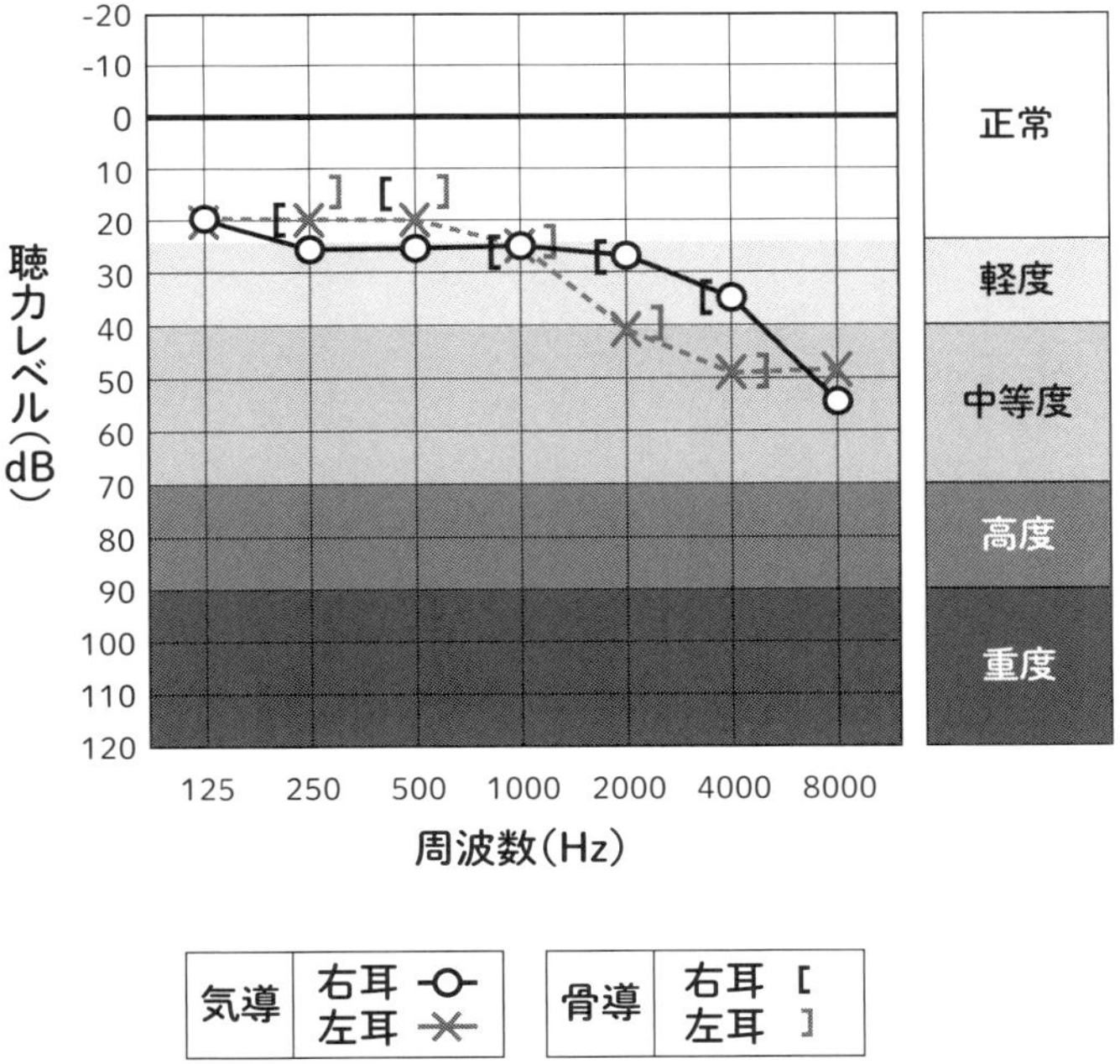

例えば、加齢性難聴であれば、高音域から聞こえにくくなりますから、そういうかたの聴力図は、右下がりになります。

補聴器を装用する前に聴力を確認したら、次に、補聴器に入れる音量などを調整していきます。

聴力図のうえに、補聴器をしていないときの聴力の数値、それに加えて、補聴器を装用したときの数値も合わせて表示します。

その両者の数値を重ねて図示すると、どの音域がどの程度聞こえるようになっているか、見た目で感覚的に理解することができます。

ここで問題になるのが、「難聴の脳」の扱いです。

本来、聞こえていたはずの**目標値の音量で音を入れると、静かな環境に慣れてきた「難聴の脳」にとって、その音はものすごくうるさく、不快に感じます。**

初めて補聴器を試した人は、多くの場合、「食器や紙の音がうるさくて耐えられない」などと訴えます。食器や紙がこすれる音は高い音域です。顧客からそうした訴えがあると、販売者は訴えに従い、高音域の音を不快でない程度まで下げます。

続いて、「換気扇や車の音が気になって、うるさい」という訴えがあったとしま

「ないよりマシ」の補聴器ができる理由

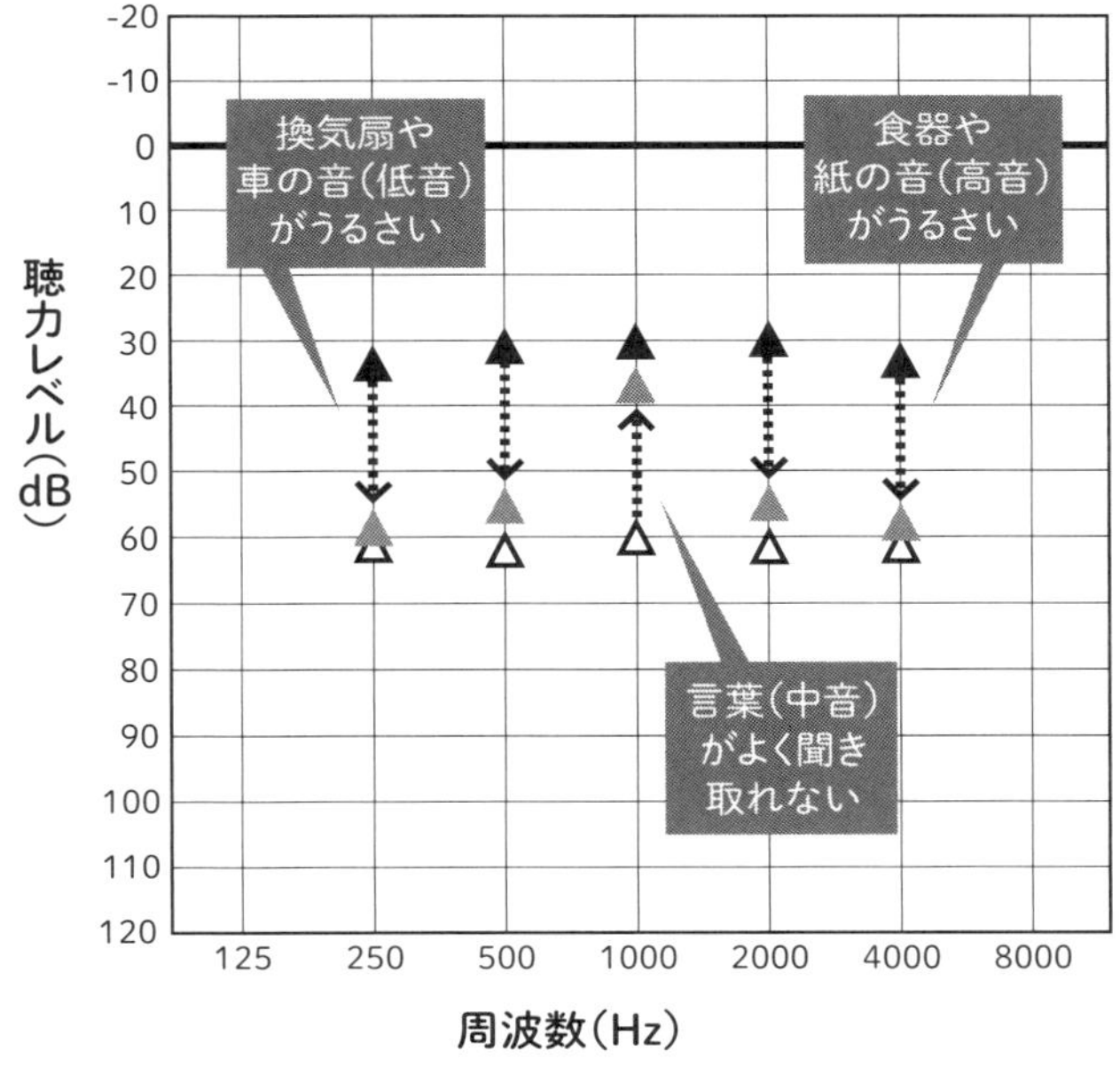

△ 補聴器なし
▲ 本来、聞き取りに必要な音量
▲ 不適切な業者による「売るため」の調整

しょう。換気扇や車のエンジン音は低音域の音ですから、今度は低音域を調整し、その音域の音を下げます。

調整の結果、高音部も低音部も、不快ではなくなります。

しかし、当然ながら、聞こえは明らかに悪くなります。元の聞こえていなかった状態と数値自体がほとんど変わっていないのですから、当然といえば当然です。

すると今度は、顧客はたいてい「よく聞こえない」と訴えるようになるのです。

そこで、少しでも聞こえをよくするために、中音域の音の聞こえだけをアップさせるのです（人の話し声は中音域が多いため）。

せっかく調整を行ったにもかかわらず、その結果は、**高音部も低音部もあまり聞こえるようになっておらず、わずかに中音域だけが少し聞こえるようになっただけ**（75ページの図を参照）。

こうした調整のステップを踏んだ結果として、「ほとんど役に立たない」「ないよりマシ」の補聴器ができあがります。

補聴器の調整が正しくできない販売店の事情

本来は聞こえていなければならない音を、聞こえないように制限しているのですから、そんな補聴器があてにならないのは当然でしょう。

これが、調整のうまくいっていない場合に、補聴器販売店などで行われている、ありがちなパターンです。

本来なら、顧客から「うるさい」「不快だ」とクレームが入ったとき、論拠を示して顧客を説得しないといけません。

「難聴の脳」を変えるためには、ある程度うるさい音をがまんして装用を続けることこそがトレーニングになるのです――と。

しかし、それがなかなかできません。

「患者と医師」の関係であれば、トレーニング内容（それに伴う不快感）を患者さんに説明し、納得してもらったうえで、トレーニングを始めることができます。トレーニング中の患者さんを励ますことも可能でしょう。

一方、**「顧客と販売者」**の関係では、患者と医師のような関係を築き上げるのは非常に難しいと考えられます。

販売者は、顧客の要望に応えることが第一です。大事な商品を買ってもらうためには、顧客のクレームに早急に応えないわけにはいかないでしょう。そうでなければ、「この業者はサービスが悪い」と思われ、補聴器を購入してもらえなくなるからです。だからこそ、販売者は音を下げざるをえないのです。

むろん、だからといって、顧客（難聴に悩む患者さん）が不利益を被っていいということにはなりません。

さらにいえば、販売店の中には、**補聴器を装用した状態での聴力測定を行っていないところもある**ようです。メガネを作る際にも、視力を矯正して、きちんと見えるかどうかを確認するのは最低限の手続きです。

しかし、販売店によっては、こうした最低限の手続きも行われていないケースさえあるのです。これは論外ですから、**こうした販売店で補聴器を作ってはいけません。**

インターネット通販などでも補聴器が販売されていますが、こちらも当然ながら、お勧めできません。

通販では、これまでお話ししてきたような補聴器の音の調整ができませんし、補聴器を装用した状態での聴力測定も当然できないからです。

なお、価格が安い「集音器」も販売されていますが、補聴器と集音器はまったく別物です。

集音器は、難聴に悩むかたにはけっしてお勧めできないということを、強調しておきます（補聴器と集音器の違いについては、第5章で後述します）。

きちんとした補聴器を作る方法

では、きちんとした補聴器を作るためには、どうすればよいのでしょうか。最もオーソドックスな方法を紹介しましょう。

肝心なのは、耳鼻咽喉科を受診し、きちんとした診察を受けることです。耳鼻咽喉科で診察を受けないと、難聴の原因疾患がなにかがわかりません。

ひょっとしたら、あなたの難聴を引き起こしている病気は治せるものかもしれないからです。

耳鼻咽喉科に行ったときの大まかな流れは、次のようになります。

①耳鼻咽喉科を受診
②問診・診察
③聴力検査
④原因疾患の特定
⑤原因疾患の治療、もしくは補聴器の装用

まず、問診や診察によって、難聴の原因を調べます。そして、各種の聴力検査（詳しくは第3章）で、難聴の程度などを確認します。

難聴の原因が明らかになったら、その原因疾患が治せるものかどうか、これをまず判断します。

次のように、大まかに分類できます。

●治せる病気（聴力が改善する可能性のある病気）

↓耳垢塞栓《じこうそくせん》、滲出性中耳炎《しんしゆつせいちゆうじえん》、鼓膜穿孔《こまくせんこう》など

●治せない病気（聴力の改善が難しい病気）

↓加齢性難聴、騒音性難聴、突発性難聴（治療しても難聴が残存した場合）など

治せる難聴であれば、その原因となっている疾患の治療を行うことが先決となります。例えば、耳垢塞栓の場合は、耳垢《みみあか》を取り除くことで難聴が改善します。

加齢性難聴や、騒音性難聴、あるいは突発性難聴の治療がうまくいかずに難聴が固定化した場合などは、補聴器の装用を検討することになります。

難聴を引き起こす主な疾患

難聴を引き起こす主な疾患について、説明しておきましょう。

ちなみに、耳鳴りの大半は、難聴が原因で起こります。つまり、次に述べる難聴の原因疾患は、耳鳴りの原因疾患を兼ねると考えても差し支えないでしょう。

●耳垢塞栓

耳垢がたまって、外耳道をふさいで聞こえが悪くなる病気です。

耳が詰まったような感じがしたり、耳の中でガサガサ、カタカタ、コトコトと、なにか物が動くような音が聞こえたりすることもあります。

耳垢を取り除けば、難聴や耳鳴りは治まります。

●滲出性中耳炎

風邪などの後に、鼓膜の内側の中耳に水（滲出液）がたまる病気です。急性中耳炎と違い、強い痛みや発熱を伴わないため、発見が遅れることがあります。

たまった滲出液によって、鼓膜が振動できなくなる結果、音が聞き取りにくくなったり、耳鳴りが起こったりします。

投薬や鼓膜切開などにより、中耳にたまった滲出液を減らして、聞こえをよくする治療を行います。**滲出液がなくなれば、聞こえも回復します。**

●鼓膜穿孔、慢性中耳炎、耳《じ》硬《こう》化《か》症《しょう》

鼓膜や耳小骨の動きが悪いために難聴になる病気です。**手術によって聴力が改善する可能性があります。**聴力が改善すれば耳鳴りも改善します。

●音響外傷と騒音性難聴

大音量の音楽をヘッドホンやコンサート会場で聴いたり、爆発音のような大きな衝撃音を聞いたりすると、その直後から強い耳鳴りがして聞こえが悪くなります。

これを音響外傷といいます。音源に近いほうの耳にだけ、難聴や耳鳴りの症状が出ることがあります。

急性の症状なので、ステロイド（副腎皮質ホルモン）薬や血流改善薬などで、早期に適切な治療をすることで、回復する可能性があります。

また、工場勤務やブルドーザーの運転手など、大きな音がする環境下で長年過ごしている人に起こる難聴を、騒音性難聴といいます。

この難聴はなかなか自覚されにくく、会話で使う音域まで聞こえが悪くなってきて初めて気づくことが多いのが特徴です。

難聴を自覚した時点で、病気はかなり進行しています。現時点で有効な手段はない

とされており、予防が大事な病気といえます。

●突発性難聴

ある日突然、片側の耳が聞こえなくなる病気です。

「朝、目覚めたら、片方の耳が聞こえなくなっていた」「仕事をしていたら、『キーン』と耳鳴りがして、同時に耳が聞こえにくくなった」といったパターンで発症します。

原因はウイルス説や血流障害説などがありますが、はっきりとわかっていません。

突発性難聴の場合、**一刻も早く治療を受けることが重要**です。安静を保ち、**発症後1週間以内に治療を開始すると、聴力は回復する可能性があります。**

治療開始が遅れるほど治りにくくなり、**発症後3カ月を過ぎてしまうと、難聴の改善は困難になる**とされています。

治療には、ステロイド薬、ビタミン剤、脳の血液循環を改善させる薬などが使われます。

●メニエール病

めまいと同時に、耳鳴りや難聴が起こり、それをくり返す病気です。内耳のリンパ液が増えすぎる「内《ない》リンパ水腫《すいしゅ》」によって起こるとされています。**規則正しい生活と、薬物療法による治療を行います。ウォーキングや水泳など、有酸素運動が効果的であるケース**もあります。

メニエール病の特徴の1つとして、症状が揺れ動く点が挙げられます。さまざまな症状が出たり出なかったり、よくなったり悪くなったりと、症状が安定しません。このせいで、**なかなか治療がはかどらないことも少なくありません。**

●急《きゅう》性《せい》低《てい》音《おん》障《しょう》害《がい》型《がた》感《かん》音《おん》難《なん》聴《ちょう》

突然、低音域だけ聴力が落ち、耳の詰まった感じがあり、周囲の音や自分の声が響くようになります。同時に、低い周波数の「ブーン」「ゴーッ」という耳鳴りがするようになります。

若い女性に多く発症するといわれますが、男性にも起こります。ストレスや過労が原因とされています。

規則正しい生活指導と、ステロイド薬、利尿作用のある薬などが治療に使われます。

●聴神経腫瘍《ちょうしんけいしゅよう》

聴神経に起こる良性の脳腫瘍です。腫瘍のある片側の耳だけに、難聴や耳鳴りが現れます。フラフラするめまいが真っ先に現れるケースもあります。

治療には手術や放射線がありますが、一般的にはゆっくりと進行するため、**高齢者は経過観察をする**ことも多くなります。

これら以外では、内耳からリンパ液が漏れ出す「外《がい》リンパ瘻《ろう》」なども、難聴を引き起こします。

ちなみに、加齢性難聴に代表されるような、根本的には治せない難聴の場合、難聴の程度によって、補聴器を使うべきかどうかを検討することになります。

もし、検査で難聴のあることがわかり、生活面で支障をきたし、患者さんご本人が苦痛を訴えている場合は、補聴器の装用をお勧めすることになります。

その後は、耳鼻咽喉科の勧めに従って補聴器を作り、トレーニングなどを行うことになります。

受診した耳鼻咽喉科が「補聴器外来」を併設していれば、その病院内で補聴器を作るプロセスへと移行できる場合もあります。

補聴器相談医を受診して専門の販売店へ

耳鼻咽喉科にかかる際の注意点としては、「すべての耳鼻科医が補聴器について詳しいわけではない」ということを知っておきましょう。

聞こえがかなり悪く、明らかに難聴があり、補聴器も必要となりそうなことが予想されるケースなどでは、**日本耳鼻咽喉科学会が認定する「補聴器相談医」を受診するとよい**でしょう。

補聴器相談医は、補聴器に関する専門的知識と技能についての講習を受けている耳鼻咽喉科専門医です。現在4000名以上が認定されています（補聴器相談医のリストは、日本耳鼻咽喉科学会のホームページを参照してください）。

相談医は、聞こえが悪いと訴える患者さんの診察・聴力検査を行い、難聴の種類を診断。根本的には治せない難聴に対しては、補聴器が必要かどうかを判断します。必要があれば、認定補聴器専門店などの販売店を紹介し、販売店と連携して、その人に合った補聴器を選びます。

販売店に赴く際、相談医は**「補聴器適合に関する診療情報提供書」**を患者さんに持たせます。この情報提供書は、補聴器の処方箋のようなものです。日本耳鼻咽喉科学会で定められた一定の様式があり、耳の状態や聴力、補聴器選択の注意事項などが含まれています。

診療情報提供書の内容をもとに、補聴器販売店では補聴器を選択・調整していくことになります。また、調整完了後に販売店は、その内容を診療情報提供元の補聴器相談医に報告することになっています。

ちなみに、補聴器相談医が認定補聴器専門店および認定補聴器技能者へ書いた、**診療情報提供書の写しと補聴器の領収書があれば、当該年度の確定申告における医療費控除対象として申請できる**ようになりました（2018年1月より）。一部の自治体では、補聴器の購入費に対する助成も進められています。

患者さんは、補聴器販売店に行ったら、診療情報提供書を元に、その店舗の認定補聴器技能者と相談しながら、補聴器を選び、調整とトレーニングを行っていくことになります。

トレーニングと調整をくり返し、補聴器の効果を確認し、患者さんが納得したうえで補聴器を購入する——。

こうしたステップを踏むのが、自分に合った補聴器を作る基本的な流れとお考えください。

また、受診した病院に、補聴器外来が併設されている場合は、そこで調整とトレーニングを行うことができます。

補聴器外来のある病院では、医師によって診察が行われますが、補聴器の調整に関しては、病院所属の言語聴覚士等の医療従事者が行う場合もあります。

ほかに、協力する業者（販売店）のスタッフが医師の指示のもとに行う場合もあるかもしれません。当院では、言語聴覚士が補聴器の調整を担当しています。

病院外の業者のスタッフが患者さんの対応をする際には、その身分を説明することが義務づけられていますので、必ず確認するようにしましょう。

補聴器の装用に関してよくわからない点や不安なことは、遠慮せずに担当医に相談して解消するようにしてください。

次の章では、**「宇都宮方式」で行われる補聴器療法**について詳しくお話しします。

この補聴器療法は、難聴や耳鳴りを改善するために非常に有効な方法であると考えています。

そのトレーニングの詳細を知ることは、難聴や耳鳴りに悩んでいる皆さんが、お近くの補聴器相談医に相談するときや、補聴器外来を訪れる際にも役立つはずです。

第3章

「難聴の脳」はこうして変える

―難聴の補聴器療法

難聴で困っていることはなんですか？

この章では、私たちの外来で、いわゆる「宇都宮方式」の補聴器療法がどのように行われるのかをお話しします。

補聴器療法では、難聴を訴えるかたも、耳鳴りを訴えるかたも、原則として同じ流れで診療を行います。

ここでは、まず難聴のケースからお話ししましょう（耳鳴りについては第4章で解説します）。診療は、次の4つのステップに従って進みます。

①問診
②検査
③カウンセリング
④治療（聞こえのリハビリテーション）

最初のステップが、問診です。問診で患者さんの病状を確認する際、私はまず患者さんに、次のように問いかけることにしています。

「あなたが、難聴で困っていることはなんですか？」

難聴の問診では、細かい質問を投げかけて、それに1つひとつ「イエス・ノー」で答えてもらうようなことは、ほとんど行いません。

というのも、1つひとつ質問していくと、かえって、その人がなにに最も困っているかが見えにくくなるからです。

そこで、先のようなシンプルな質問をして、患者さんに答えてもらいます。

すると、患者さんから、「会議での聞き取りが悪くなって困っている」などといった答えが返ってきます。

その困っていることを確認することで、患者さんの難聴のレベルや、生活の状態を推測することができるのです。

また、難聴に悩むかたは、耳鳴りも併発していることが少なくありません。その発生のメカニズムから考えても、難聴があれば、それに応じて、耳鳴りも起こってくるのが一般的だからです。

しかし、耳鳴りがあっても、ご本人が耳鳴りを苦痛に思っていないようなら、耳鳴りは検査や治療の対象としません。現に困っていないものをあえて指摘して、治す必要はないと私は考えています。

代わりに、「難聴で困っていること（「対話での聞き取りが悪い」など）を、補聴器療法のトレーニングによって、よくしていきましょう」と提案します。

患者さんにとっての困ることを明確にすれば、治療の方向性を明確に定めることができます。

補聴器療法で行われる主な検査

検査は大きく分けると、２つあります。

●一般的な耳鼻咽喉科の検査

●各種の聴力検査

まず、一般的な耳鼻咽喉科の検査として、**「耳鏡検査《じきょうけんさ》」**を行います。

耳鏡という医療器具を使い、外耳道や鼓膜の状態を調べます。外耳道に耳垢《みみあか》がたまっていれば、それが難聴や耳鳴りの原因となります。ここで異常が見つかれば、その治療を優先して行います。

続いて、聴力検査です。

メインとなるのが、**「純音聴力検査《じゅんおんちょうりょくけんさ》」**です。

この検査には、「オージオメーター」という特殊な装置を用います。防音室に入ってヘッドホンを装着し、機械的な音が聞こえてきたらボタンを押します。

通常、低音の125Hzから高音の8000Hzまでの範囲で、音の高さを変えて、どこまで小さな音が聞こえるか（閾値《いきち》）を調べます。

この検査には、「気導検査《きどうけんさ》」と「骨導検査《こつどうけんさ》」の2つがあります。

気導とは、話し声や物音、音楽など、空気が振動することで音が伝わるしくみです。これに対して、骨導は、骨から直接、内耳に音が伝わるしくみをいいます。

骨導検査では、外耳や中耳を通さない音の伝わり方を調べます。この検査で異常が出るということは、内耳から脳に至る聞こえの神経のルートのどこかに、障害が生じていることを示します。

２つの検査を比べることによって、患者さんの難聴の原因を調べていくわけです。音がうまく伝わらないために起こる「伝音難聴」か、音をうまく感じ取れないために起こる「感音難聴」か、それとも、その両方に障害がある「混合性難聴」か。つまり、聴覚路のどこに問題が起こっているのかを特定するのが目的です。

また、聴力検査によって、患者さんはどの音域が聞こえていないのかがわかってきます。それが聴力図によって示されます。

聴力図を見れば、その患者さんは、どの音域の聞こえが悪くなっているかがはっきりわかります。それが、補聴器によって音を入れる際の基本データとなります。

ことばの聞き取りの検査である**「語《ご》音《おん》聴《ちょう》力《りょく》検《けん》査《さ》」**も行います。

ヘッドホンから、「ア」や「キ」など一文字ずつの音が聞こえてきます。聞き取った語を答えることで、どのくらい聞き取れたかの正解率を調べます。

難聴になると、音は聞こえていても、ことばがはっきりと聞き取れないことがしばしばあります。この検査では、どの程度の大きさの声で、どれくらい正しく聞き取れるかを調べます。

その正解率を調べることで、補聴器を使ったときの効果を、ある程度、予測できるのです。

どんな人が補聴器の適応になるのか

聴力検査によって、現在の聴力が把握できました。

次に、難聴を引き起こしている原因疾患があり、それが治療可能なものであれば、そちらの治療を行うことになります。

しかし、**根本的には治せない難聴である場合は、補聴器を使うかどうかを検討する**ことになります。

聴力検査を行ったところ、聞こえの悪い音域があることが確かめられたとしましょう。

ただ私は、これだけでは、ただちに補聴器の適応にはならないと考えています。

補聴器療法の適応となるかたの条件は、2つあります。

●両耳、もしくは、片耳に難聴があると診断された
●難聴による不自由があり、「改善させたい」という意志がある

1つ目の条件は当然として、注目してほしいのは、2つ目の条件です。補聴器療法で症状を改善させるためには、補聴器の調整とトレーニングが必要です。ある程度のトレーニング期間が必要で、時間も手間もかかります。

また、補聴器は、メガネのように、使えばすぐになじめるというものではありません。最初のうちは、不快感やつらさに耐えることが求められます。

つまり、補聴器療法で症状を改善させるためには、いくつかのハードルがあるというわけです。

こうした**ハードルを乗り越えてでも、「聞こえをよくしたい」という意志があるかどうか**が重要なのです。

私が問診の最初に、「あなたが難聴で困っていることはなんですか?」と質問するのは、難聴によって困っているかどうかを確認する意味もあります。

逆にいうと、**難聴があっても、困っていなければ適応ではない**ということになります。

ご家族に連れられて受診した患者さんなどで、ご本人が「聞こえが悪いことで、自分はそれほど困っていない」と感じている場合、せっかくトレーニングを始めても、続かないケースもあるからです。

ご本人にトレーニングに取り組む積極的な気持ちが足りなければ、そのハードルを乗り越えられません。

「家族と昔のように楽しく話したい」「仕事上、何度も聞き返したりして、相手に迷惑をかけたくない」「認知症になりたくない」など、到達したい明確な目標があり、状態を改善させたいという意志が持つことが大切です。

この2つのポイントを確認できた時点が、補聴器のつけどきということになるでしょう。

「難聴の脳」を変えるために必要な2つのこと

補聴器を使ったトレーニングを始める前に、カウンセリングを行い、補聴器療法の考え方について詳しくお話しします。
主な内容は、以下のとおりです。

●「難聴の脳」とはなにか
●「難聴の脳」を変えるために、どんな点が重要か

第1章でお話ししたとおり、難聴になると、脳に変化が起こっています。脳に届く音（＝電気信号）が少なくなり、脳は刺激のない、静かな環境に慣れてしまっているのです。

これが、「難聴の脳」です。

聞こえをよくする補聴器の力をじゅうぶんに引き出すためには、この「難聴の脳」を変えなければなりません。

そのために大事なことをカウンセリングでお話しして、患者さんにもよく理解していただきます。「難聴の脳」を変えるトレーニングの主旨を説明して、リハビリの方向性を示し、患者さんに納得してもらうのです。

補聴器療法を行う際のポイント

初日から常時装用する

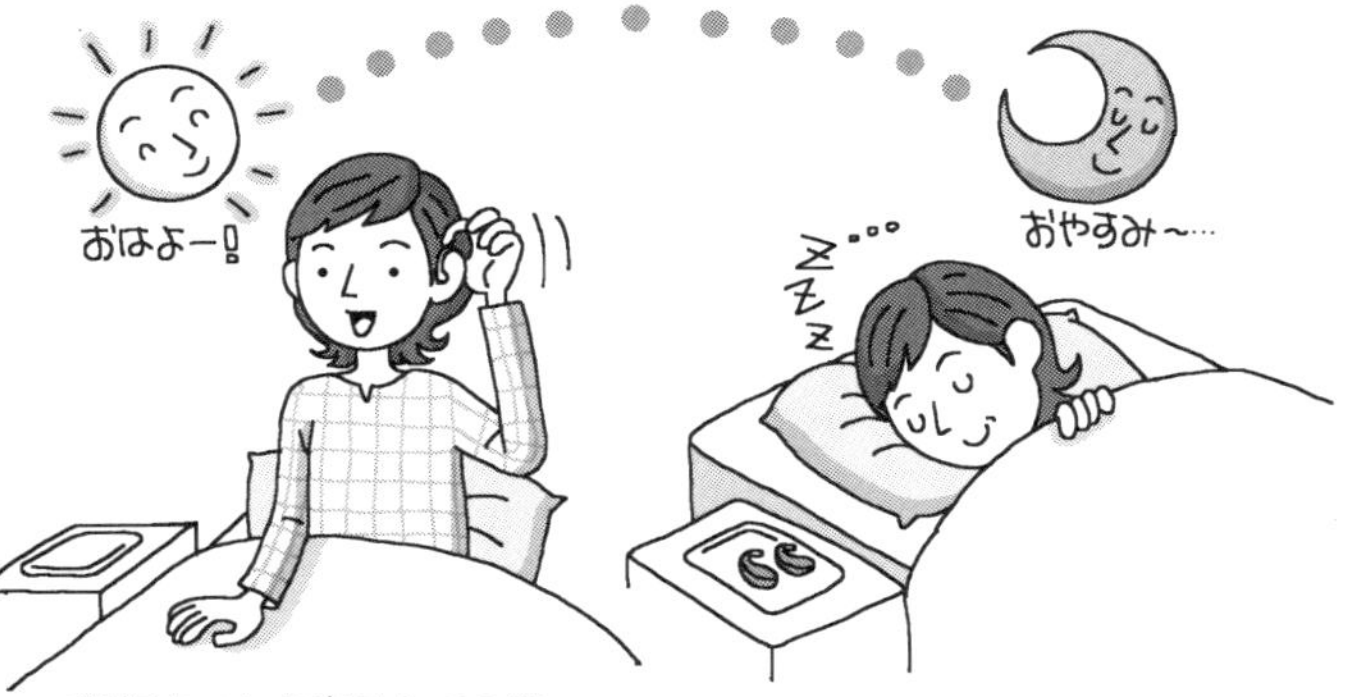

朝起きてから寝るまでの間、
入浴時以外は常に補聴器をつけて音を聞く

3カ月間続ける

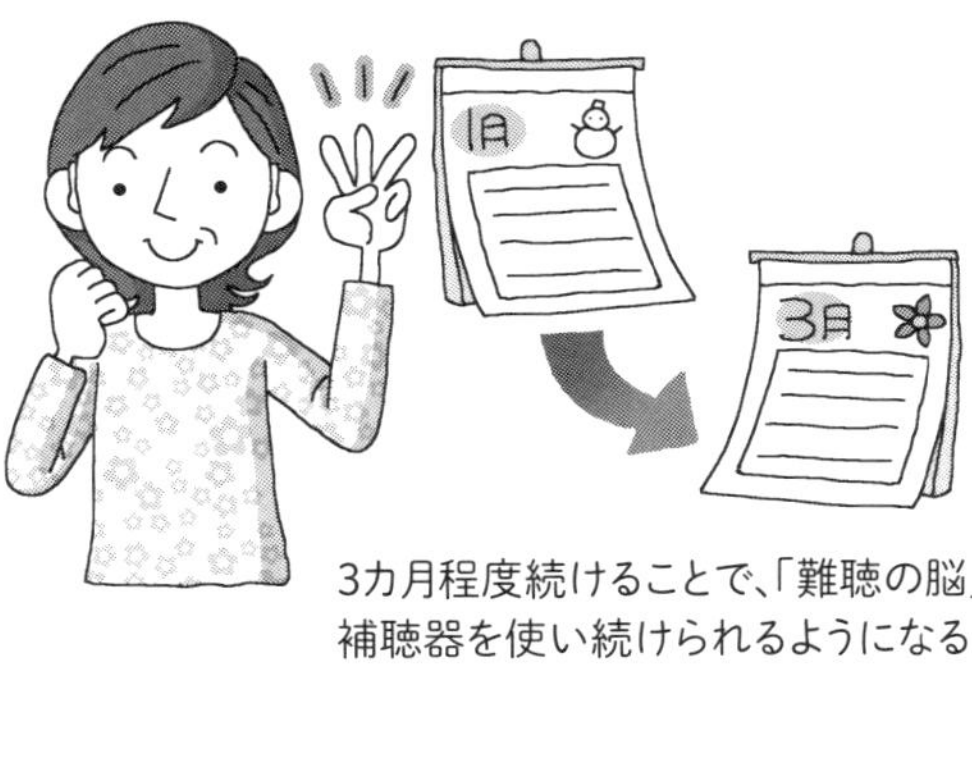

3カ月程度続けることで、「難聴の脳」が変化して、
補聴器を使い続けられるようになる

「難聴の脳」を変えるリハビリは、つらい面があります。患者さんにはそれに耐えていただくことになりますが、ご本人に、なぜそんなにがまんをする必要があるのか、その理由をきちんと納得してもらうことが重要です。

理由が納得できていれば、そのぶんだけ、これから行う補聴器のトレーニングがうまくいくことは明白だからです。

「難聴の脳」を変える補聴器療法のポイントは、次の2つです。

①初日から常時装用

②トレーニング期間の目安は3カ月

この3カ月間は、補聴器を患者さんに貸し出します。最初から補聴器を購入してもらうことはありません。

3カ月の調整とトレーニングが終了した時点で、補聴器の効能に納得・満足できたかたは、正式に補聴器を購入するという段取りになります。

補聴器療法では、特に①の条件が、従来の考え方とは大きく違っている点です。

補聴器は1日じゅう装用し続ける

これまで、補聴器を装用する際には、**「初めは1時間程度から、静かなところで使い始めましょう」**などと、多くの医療機関で指導されていました。

そして、少しずつ装用時間を延ばし、使う場所も、静かなところから徐々ににぎやかなところへ広げていく、といった方法が一般的でした。

ところが、これではうまくいかないことが少なくありません。

静かな環境に慣れた「難聴の脳」は、補聴器で聞き取りにじゅうぶんな音量を入れると、非常にうるさく不快に感じます。

補聴器の装用時間が短いと、「難聴の脳」は、そのうるさい環境に慣れることができず、適応しないのです。

結局、患者さんが不快ばかりを訴えることになります。訴えのとおりに、補聴器に入れる音量を少なく制限していると、いつまでも「難聴の脳」が変わりません。

また、聞き取りにじゅうぶんな音量を入れていなければ、「以前よりも、よく聞こえるようになった」という実感も得られません。

これまで補聴器があまり役に立たないと感じる人が多かったのも、こうした従来のやり方に原因があったのかもしれません。

そのような、じゅうぶんな音が入っていないやり方では、補聴器は補聴器らしい効能をほとんど発揮していません。多くのかたが、「補聴器はあまり役に立たないものだ」と判断し、装用を中止してしまうのも無理のないことでした。

このようにして、補聴器はあてにならないという噂《うわさ》が広まってきたのです。

新しい考え方では、次のように指導します。

「起きたらすぐに使い始めましょう。寝るときまで外さず、常時（1日じゅう）装用しましょう。うるさい環境でも、静かな環境でも、どこで使ってもいいですよ」

まとめると、以下のようになります。

＜従来のやり方＞　**初めは1時間程度から**　←　**静かなところで使い始める**

＜新しいやり方＞　**常時装用**　←　**どこでも使い続ける**

基本的に、就寝時や入浴時以外には、補聴器を外しません。起きたら装用し、寝る際に外します。

装用時間を長くすることで、「難聴の脳」が新しい環境の騒がしさにしだいに慣れ、変わっていくことができるのです。

不快感も、時間が経つにつれて軽減していきます。

このようにして、トレーニングの方針と、3カ月にわたるトレーニングの流れを患者さんにご理解いただいたうえで、実際のトレーニングを開始します。

まずは目標値の70%の音量からスタート

ただし、初日から、聞き取りにじゅうぶんな音量を入れると、やはり患者さんは、うるさすぎて耐えられません。

そこで、私たちは、トレーニング開始時点では、**入れる音量を目標値の70%に設定**しています（107ページの図を参照）。

ちなみに、補聴器のトレーニングにあたっては、聴力検査の結果をもとに、補聴器自体の調整も行います。

補聴器という機器は、設定した音と、実際に補聴器から出ている音が合致していないことがしばしばあります。実は、同じ種類ですら、個々の機器によって微妙な違いがあるのです。

そこで、「補聴器特性試験装置」を使って、調整どおりの音が出ているかどうかを調べる必要があります。その検査が**「補《ほ》聴《ちょう》器《き》特《とく》性《せい》検《けん》査《さ》」**です。

もし、補聴器販売店などで、この特性検査が行われていない場合、その販売店では極めてアバウトな調整しかなされていないことを示しています。

そうした業者で補聴器を購入すると、自分に合った補聴器を手にすることは非常に難しいといえるでしょう。

また、補聴器の調整では、補聴器をつけた状態で行う聞こえの検査も欠かせません。これは、メガネの検眼と同じようなイメージです。

メガネは、いろいろなレンズを入れ替えることで、視力や乱視などを適度に調整するレンズを決めていきますが、それと同じようなことを、補聴器でも行うことになり

脳のトレーニングの道のり

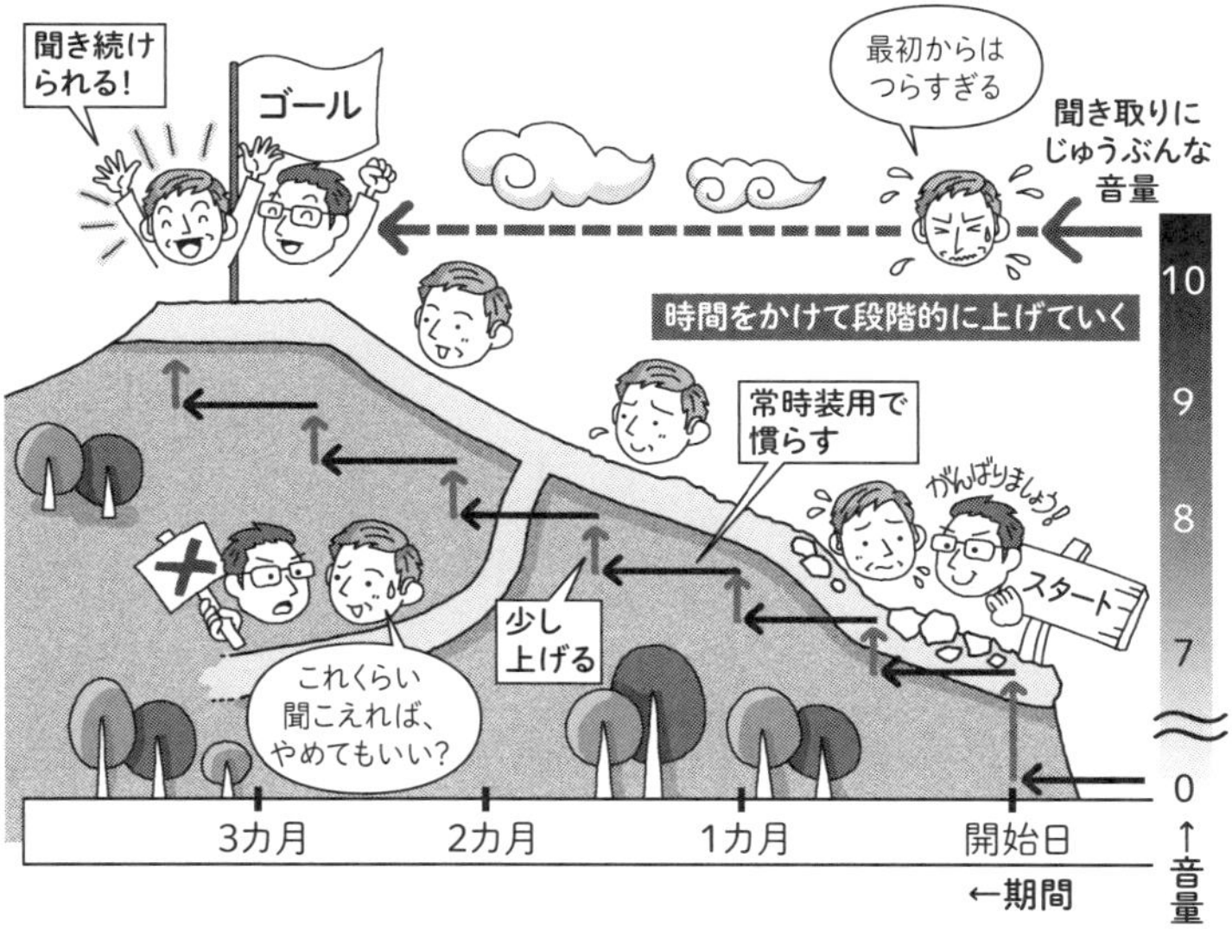

「難聴の脳」にいきなり、聞き取りにじゅうぶんな
音量を入れると耐えられない。
そのため、目標の7割程度の音量からスタートし、
徐々に音量を上げていく

ます。

きちんとレンズの矯正ができていなければ、はっきりとものを見ることができません。同様に、補聴器も、買ったものをそのまま使えるわけではなく、微妙な調整が必要になります。

補聴器をつけた状態で聞こえを測定し、足りない音がないか、聞こえすぎる音がないかなどを確認します。

聴力図に、**「補聴器をつけていないときの聞こえのレベル」**と、**「補聴器をつけたときの聞こえのレベル（初回であれば、目標値の70％の値）」**が示されます。

これをベースに、その後の調整を進めていくことになります。

目標値の100％というのは、患者さんの聞こえのレベルの半分ぐらいの値で聞き取れることが目安となります。

例えば、60dBの難聴の場合は、補聴器をつけたときに30dBぐらいの音が聞き取れる、ということになります。

目標値の70％というのは、なんとかがまんして補聴器をつけ続けられ、かつ補聴器を装用した効果を実感できるレベルです。

補聴器を使った聴力検査

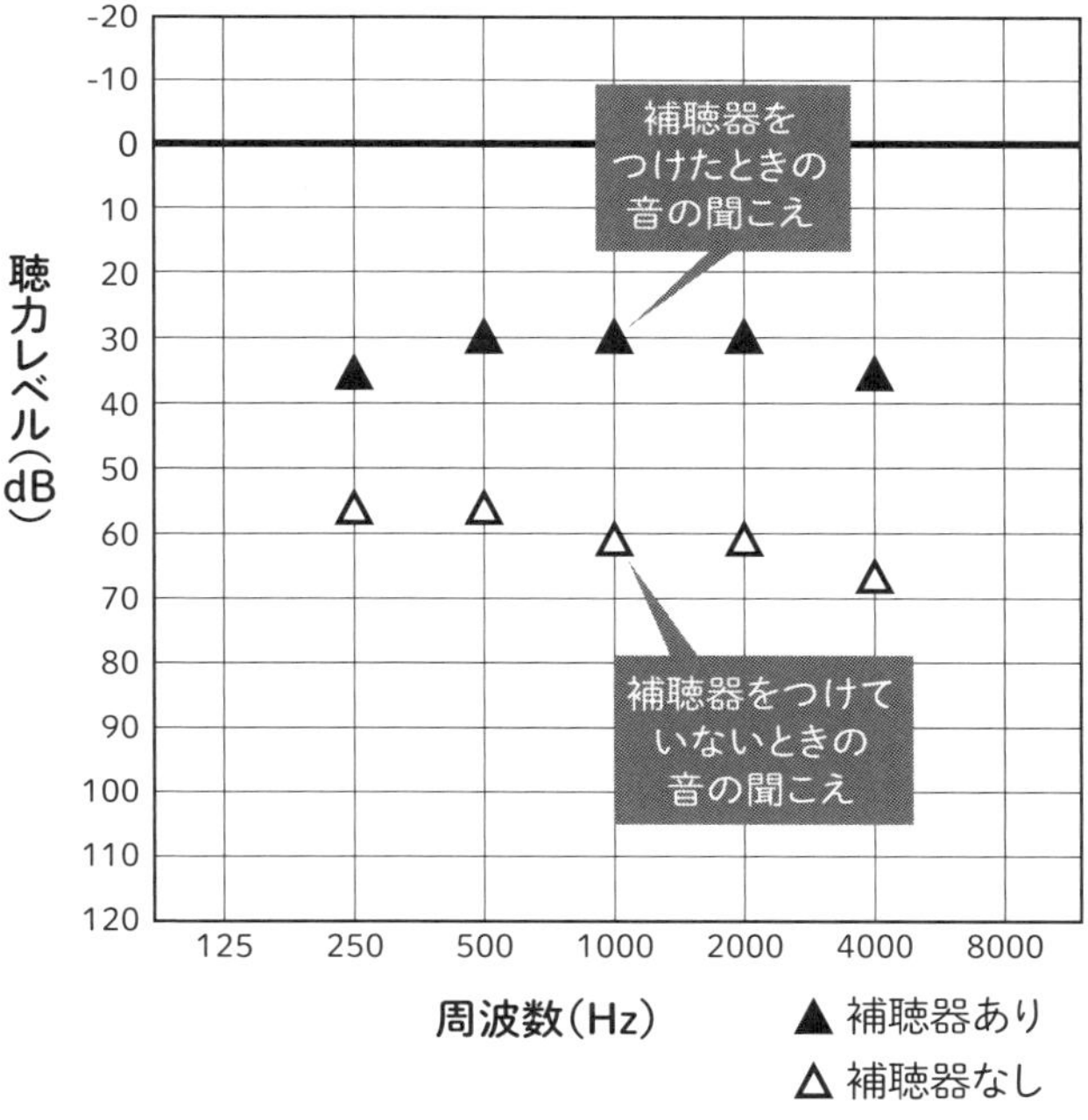

目標値：▲(補聴器をつけたとき)のレベルが、△(補聴器をつけていないとき)の半分ぐらいの数値になるのが目安

効果を実感できるのが、トレーニングを継続するために大事なことだと私は考えています。ただし、**70％の音量でも、患者さんは必ずといってよいほど、「うるさい」「音が響く」と訴えます。**

目標値の70％の音量を入れた状態で聞こえてくる聴覚環境は、それ以前の静寂な状態と比べると、非常ににぎやかなものです。静寂に慣れた「難聴の脳」には、非常にうるさく、不快に感じます。

ここでは、Hさん（67歳・女性）の経過を追いながら、トレーニング中にどのような変化が起こってくるかを見ていきましょう。

最もつらいのは最初の1週間

Hさんは、家族との会話が聞き取れなくなり、何度も聞き返すので、家族から嫌な顔をされていました。

耳の聞こえが悪いために、自然に声が大きくなり、それも家族から嫌がられました。また、テレビの音もかなり大きくしていました。

初診時に、「どんなことに最もお困りですか?」と聞くと、
「会話が聞き取れるようになりたい」
「テレビの音が聞き取れるようになりたい」
これがHさんの要望でした。

トレーニングを始めると、最もつらいのが最初の1週間です。

補聴器を装用したばかりのたいていの患者さんは、聞こえてきた周囲のうるささにひどく驚き、不快感を訴えます。

補聴器を装用した初日、Hさんも、周囲の音や自分自身の声があまりに大きく響くので、仰天していました。「音が聞こえる世界というのは、こんなにうるさかったのですね」と、Hさんはしみじみとつぶやいたものでした。

「難聴の脳」が定着する頃には、多くの人はたいてい、世の中がうるさかったということを忘れてしまっています。

「たしかに、世の中、うるさいですよね。でも、前よりも聞こえるようになっていませんか?」

私が水を向けると、Hさんはうなずきました。

「なっています！　ただ、言葉の端々が聞き取りにくい気がします」

「だいじょうぶ。だんだん慣れていきますよ」

この段階では、不快感もありますが、**それ以上に聞き取りが改善していると実感してもらうことが大事**です。

70%ぐらいの音量だと、ほとんどのかたが、聞き取りが改善していると実感できるのです。

その後、聞き取りはどう変化していく？

1週間が経つと、Hさんは自分の声の大きさに慣れてきました。ただし、「高い音と外の音がとてもうるさく感じる」と訴えました。

この時点で、テレビの音量は、難聴時の半分まで下げることができていました。ただし、「ぼそぼそっと話されると、聞き取りにくいです」とHさん。

ほとんどの患者さんが、1週間ぐらい経つと、自分の声の大きさに慣れてきます。

とはいえ、この段階では、食器や紙の音（高音域の音）や、車の音（低音域の音）に

難聴に関する症状の変化（典型的な例）

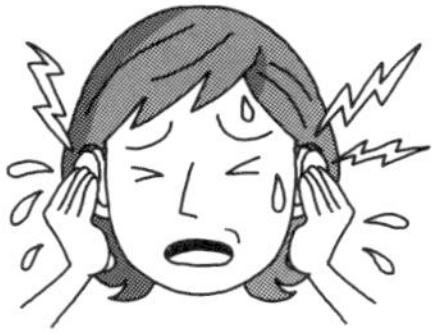

初日

聞き取りはよくなったが、
周りの音や自分の声が
すごくうるさい

↓

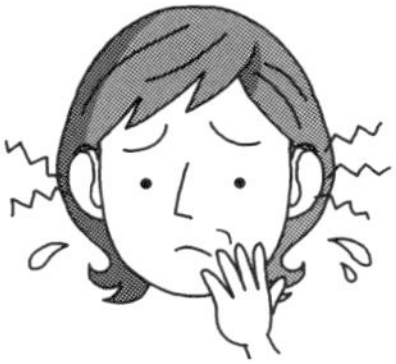

1週間後

自分の声には慣れたが、
食器がカチャカチャいう音や、
紙がこすれる音がつらい

↓

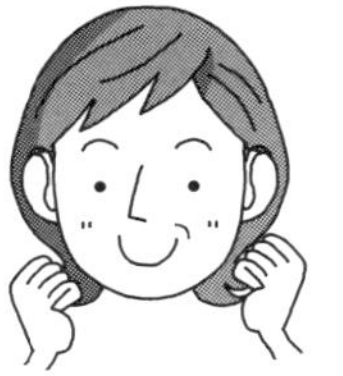

1カ月後

補聴器の音にもだいぶ慣れた。
最近は、夫のほうが
テレビの音が大きい

↓

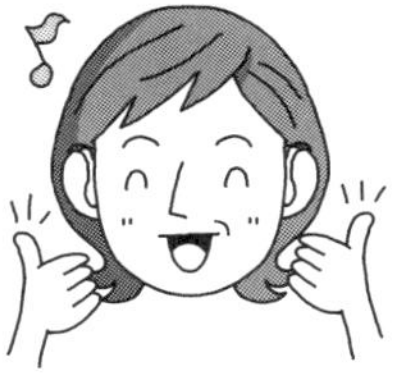

3カ月後

補聴器の音にすっかり慣れて、
会話にも自信がでてきた。
毎日の生活が楽しくなった

は、まだまだ慣れることができません。

「非常に順調ですね。がんばりましょう」と私は励ましました。

1カ月経つと、さらにうるささに慣れてきて、聞き取りがよくなります。

「周囲が静かなところなら、よく聞き取れるようになりました」とHさん。「でも、駅やにぎやかなお店の中では、まだ聞き取りにくいですね」

屋内での聞き取りは大きく改善しました。ただし、外に出ると、まだ対応しきれないことがありました。Hさんは、外の雑音（車や電車の走行音、風の音など）をうるさく感じていたのです。

聞き取りが改善すると、今まで家に引きこもりがちだった患者さんたちが、しだいに外に出ていくようになります。狭められていた生活空間がしだいに広がっていくのです。

外に出れば、まだ不快な音に出合ったり、聞き取りにくいシチュエーションに遭遇したりすることになりますが、そうした場合も、補聴器を外さずに装用し続けることが重要です。

これによって、「難聴の脳」をだんだんと変えていくことができます。

そして、3カ月後。

この時点になると、**不快感はほぼ気にならないレベルになっているケースが大半です。**

「今もときどき、うるさく感じることはありますが、ずいぶん慣れました。補聴器をつけたまま寝てしまうこともあるんですよ」とHさん。

にぎやかなところ以外では、聞き取りに問題はなくなってきました。

積極的に外に出かけられるようになり、患者さんにとっての生活空間がどんどん広がっていきます。

にぎやかな環境に接することで、脳がそれに慣れていくのです。

街中や公園、喫茶店やレストラン、集会、講演会、映画館などに出かけることが、その環境でことばを聞き取る練習になります。**会話やコミュニケーションが多くなるほど、聞き取る力も高まっていきます。**

「聞きたい」という意欲が高い人ほど、上達も早いのです。

3カ月のトレーニング期間中は、頻回（最初の1カ月は、できれば週1回程度。その後の2カ月は、月2回程度）通院してもらい、補聴器の調整（フィッティング）を行います。

調整を行いながら、徐々に聞こえる音を増やしていきます。

最初が目標値の70%だったとすれば、3カ月かけて徐々に音を上げて調整しながら（かつ、「難聴の脳」を慣らしながら）、聞こえをよくしていくのです。

補聴器療法とは、こうしたトレーニングと調整によって、その人が持っている聞く力を最大限に引き出そうとする治療法です。

最終的に、**補聴器を装用した状態で聴力検査**を行い、補聴器がもたらす効果を確認します。

当科では、補聴器をつけた状態で行う音の検査と、ことばの聞き取りの検査の2つを必ず行っています。

音の検査では、補聴器をつけていないときのレベルの半分ぐらいの音が聞こえるようになることが、1つの目安であることはお話ししました。

ことばの聞き取りの検査では、補聴器をつけたときの会話レベル（50～60dB前後）の語音明瞭度（%）をチェックします。この度数が、補聴器をつけていない状態での最も高い語音明瞭度と同じか、それより少しよくなっていることが、補聴器の調整が

補聴器をつけて行うことばの検査

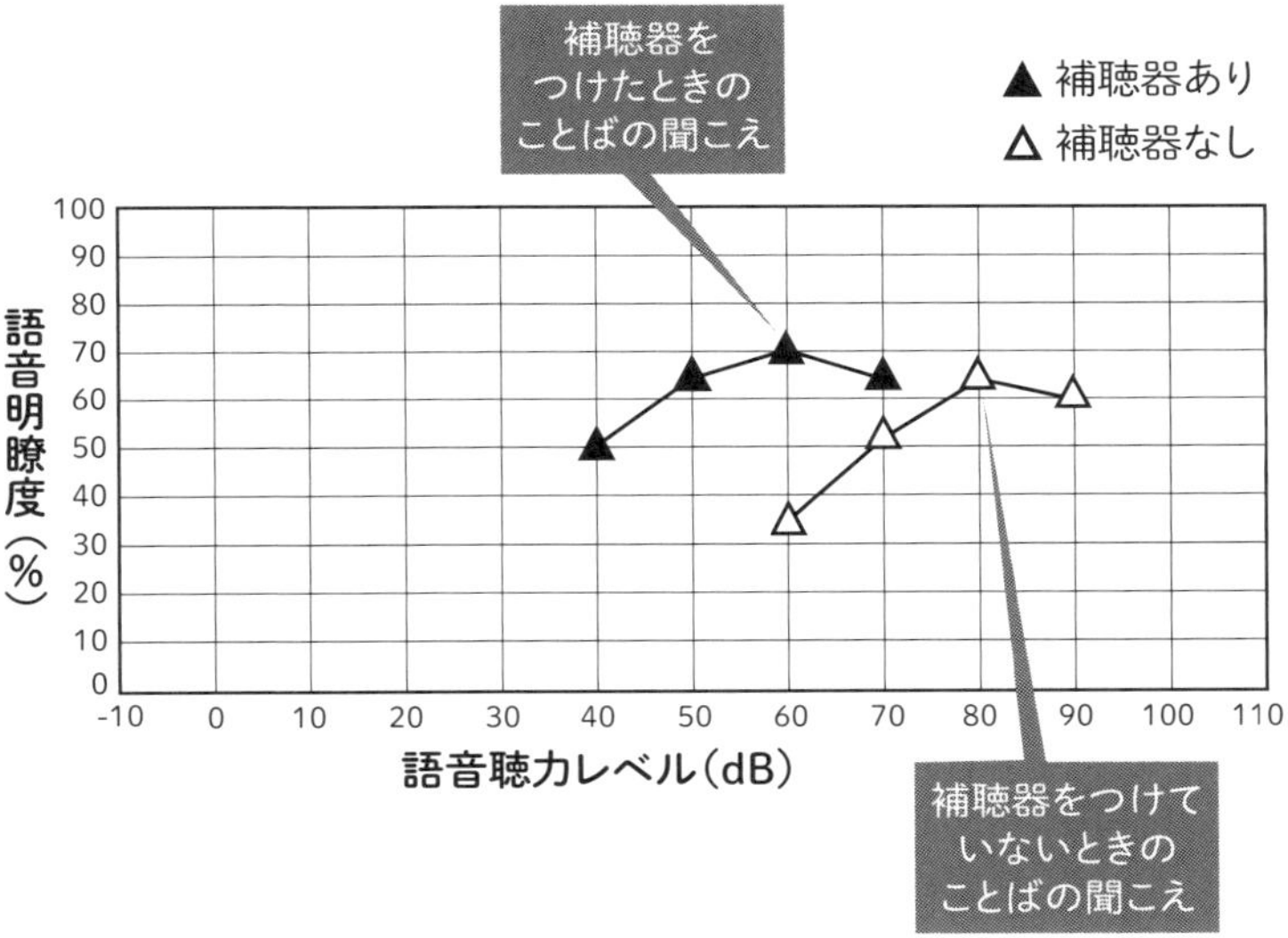

目標値：50〜60dBの▲（補聴器をつけたとき）の数値が、
△（補聴器をつけていないとき）の
最も高い数値と同じか、少し上のレベル

うまくいっている目安です。

これらの検査を経た調整が、患者さんの持っている聞こえの力を最大限に引き出すということになります。

こうした確認と調整を行ったうえで、患者さんは自分の状態に合わせた補聴器を購入することになります。

「難聴の脳」が変わると生活は一変する！

補聴器療法は、トレーニングと調整を行うことによって、その人の持っている聞く力を最大限まで引き出そうとするものです。

無事にトレーニングが完了し、自分に合った補聴器を装用するようになったかたは、聞こえが悪かったときとはまったく別の生活を送ることが可能になるはずです。

例えば、日々の生活が次のように変わります。

●ことばが聞き取れず、家族や友人との会話が弾まない

↓家族や友人となごやかに会話が弾むようになる

●テレビの音量が大きく、家族に嫌な顔をされる

↓通常のボリュームに戻り、家族ともいっしょにテレビが見られる

●他人の話が聞き取れずに気後れして、家に引きこもる

↓気後れせず、用事や仕事ができる。積極的に出かけられるようになる

●聞こえていないのに、相手に空返事や愛想笑いをしてしまう

↓グループや多人数の会合でも話についていけるようになる

●自分の名前を呼ばれても気づかない

↓銀行や病院などの窓口で戸惑うことがなくなる

●車や自転車に気づけず、事故に遭いそうになる

↓車や自転車の接近に気づけるようになり、安全に移動できる

このように、補聴器によって、生活の質がアップすることは間違いありません。

これまで難聴のためにできなかったことが、できるようになるのです。旅行もできますし、コンサートや講演会に行くこともできるでしょう。

こうして外へ積極的に出向いて、新しいシチュエーションに出合って、聞き取る訓練を積めば積むほど、脳が慣れて、聞き取りもよくなります。

ここまでくると、補聴器を外したら、つけている状態とまったく違う状態になり、とても聞きづらく感じるため、もう補聴器なしの生活は考えられなくなります。

こうして**「難聴の脳」を変えることで、生き方そのものを大きく変えることが可能になる**のです。

次の章では、耳鳴りの補聴器療法についてお話ししましょう。

第4章

耳鳴りはこうして治る

―耳鳴りの補聴器療法

耳鳴りで困っていることはなんですか？

耳鳴りの診療も、難聴の場合と同様に、次の４つのステップに従って進んでいきます。

①問診
②検査
③カウンセリング
④治療（音響療法）

問診では、医師は耳鳴りについての基礎データを知ろうとします。

耳鳴りで病院に行かれるかたは、自分の耳鳴りがどんな状態かをメモなどに書きとめておくといいでしょう。

つまり、いつから症状が始まり、どんなつらさなのかなど、自分なりの答えをまとめておくと、問診がスムーズに進むはずです。

また、耳鳴りの音の高低や性質は、耳鳴りと合併して生じる難聴が、どの音域に起こっているかを知るための、貴重な手がかりとなりますから、きちんと確認しておきましょう。

「ジェット機みたいな『キーン』という音」などというように、**できるだけ擬音語を使って、自分の耳鳴りを率直に、具体的に表現**しましょう。

続いて、耳鳴りが患者さんに与えている、つらさについて確認します。

診察を受ける前に、耳鳴りが自分の生活にどの程度の影響を与えているか、よく考えておきましょう。

問診では、いくつかのシンプルな質問をして、患者さんのつらさを測る手がかりとします。

その中でも重要な質問は、次のようなものです。

「あなたが、耳鳴りによって最も困っていることはなんですか?」

質問に対する答えによって、患者さんの心理的な苦痛度や、生活にどの程度の支障を与えているかを見ます。

耳鳴りの支障度に関する質問表

心理的な苦痛度は、次の3段階に分けて考えます。

①病気の心配
②不安・イライラ・怒り
③うつ

病気の心配とは、例えば、「この耳鳴りが一生続くのではないか」「今後、耳鳴りがもっと大きくなっていくのではないか」「耳鳴りは、もっと重大な病気の前触れなのではないか」といったように、自分の行く末を案じる心理状態です。

不安・イライラ・怒りは、耳鳴りのたびにイライラが募ったり、腹が立ってきたりする気持ちの動きです。「どうしてこんな音がするのか」「原因はなんなのか」と考えるたびにストレスがたまります。

精神的な不安がさらに進行すると、耳鳴りのせいで「楽しくない」「気が滅入る」「やる気が起こらない」といった抑うつ状態が続くようになります。

3つの段階では、段階が進むほど、患者さんの心理的な状況が悪化していきます。悪化した場合、前の段階の心理状態の上に積み重なって、次の重い症状が現れます。そのため、うつに苦しんでいる人は、病気の心配や、不安・イライラ・怒りなどの症状にも苦しむことになります。

生活の支障度は、次の3段階に分けられます。

①集中力が低下している
②眠れないなどの睡眠障害がある
③社会的な活動ができない

耳鳴りの影響で、特に静かなところでは、「仕事や家事などに集中できない」と感じるようになります。

次に、「耳鳴りが気になって眠れない」「寝つきが悪い」といった睡眠障害が伴うようになります。

3段階目になると、仕事が続けられなくなり、「会社を辞める」「人と会えない」「自宅に引きこもる」といった状況になります。

心理的な苦痛度が③、もしくは生活の支障度が③の人は、うつの疑いが強いと考えられます。こうした人の場合、耳鳴りの治療だけではなく、精神的な治療を併用する必要があります。

耳鳴りがこのように徐々に悪化し、治りにくくなっていくことには、第1章でも触れた、耳鳴りによって起こる脳の変化が関係することは、いうまでもありません。

続いて、患者さんが感じている耳鳴りのつらさを測るための、1つの指標を紹介しましょう。

それが、**「耳鳴りの支障度に関する質問表（Tinnitus Handicap Inventory：THIと略される）」**です。

これは、アメリカのニューマン（Newman CW）らが作成し、私たちが日本語訳したものです。全部で25問あり、すべての質問に「よくある」と答えると、100点となります。

耳鳴りの支障度に関する質問表（THI）

		よくある	たまにある	ない
1	耳鳴りのために物事に集中できない	4	2	0
2	耳鳴りの音が大きくて人の話が聞き取れない	4	2	0
3	耳鳴りに対して腹が立つ	4	2	0
4	耳鳴りのために混乱してしまう	4	2	0
5	耳鳴りのために絶望的な気持ちになる	4	2	0
6	耳鳴りについて多くの不満を訴えてしまう	4	2	0
7	夜眠るときに耳鳴りが妨げになる	4	2	0
8	耳鳴りから逃れられないかのように感じる	4	2	0
9	あなたの社会的活動が耳鳴りにより妨げられている（例えば、外食をする、映画を観るなどの活動）	4	2	0
10	耳鳴りのために挫折を感じる	4	2	0
11	耳鳴りのために自分がひどい病気であるように感じる	4	2	0
12	耳鳴りのために日々の生活を楽しめない	4	2	0
13	耳鳴りが職場や家庭での仕事の妨げになる	4	2	0
14	耳鳴りのためにイライラする	4	2	0
15	耳鳴りのために読書ができない	4	2	0
16	耳鳴りのために気が動転する	4	2	0
17	耳鳴りのために家族や友人との関係にストレスを感じる	4	2	0
18	耳鳴りから意識を逸らすのは難しいと感じる	4	2	0
19	自分一人で耳鳴りを管理していくのは難しいと感じる	4	2	0
20	耳鳴りのために疲れを感じる	4	2	0
21	耳鳴りのために落ち込んでしまう	4	2	0
22	耳鳴りのために体のことが心配になる	4	2	0
23	耳鳴りとこれ以上はつき合っていけないと感じる	4	2	0
24	ストレスがあると耳鳴りがひどくなる	4	2	0
25	耳鳴りのために不安な気持ちになる	4	2	0

判定（合計点数）

0〜16点…軽症　18〜56点…中等症　58〜100点…重症

こうして、耳鳴りの心理的な苦痛度、生活の支障度を点数化して評価することができます。

重症度は、およそ次の3段階に分けられます。

- **軽症…0～16点**
- **中等症…18～56点**
- **重症…58～100点**

127ページに、THIを挙げておきましたので、参考にしてください。

おおまかに、THIが50点以上であれば、一般的には心理的な苦痛度、および生活の支障度が高いと考えられます。

大多数が難聴の原因疾患と重なる

問診に続いて、検査を行います。

検査は、**一般的な耳鼻咽喉科の検査と、各種の聴力検査を行います。**

外耳や中耳を調べて、そこに耳鳴りの原因が見つかれば、その治療を優先することはいうまでもありません。

例えば、外耳道に耳垢《みみあか》がたまっていると、耳鳴りが起こることがあります（耳垢塞栓）。また、中耳炎によっても、耳鳴りが起こります。耳垢を取るだけで、耳鳴りが解決してしまうこともあるのです。

必要があれば、脳や内科的な疾患が関与していないかどうかも調べます。

ほかに、耳鳴りの大半は、難聴が原因で起こります。つまり、耳鳴りの原因疾患の大多数は、難聴の原因疾患と重なることになります（第1章を参照）。

次に、各種の聴力検査を行います。

多くの耳鳴りが難聴を伴っています。第1章でもお話ししたとおり、難聴は、脳で耳鳴りを引き起こす有力な原因です。

耳鳴りをよくするために、患者さんに難聴があるのかどうか、あるとすれば、どの程度かを詳しく知らなければなりません。

そこで、まずオージオメーター（95ページ参照）を使い、**「純音聴力検査」**を行います。この聴力検査を通じて、どの音域がよく聞こえ、どの音域が聞こえていないか、それがわかってきます。患者さんの聞こえの状態は、オージオグラム（聴力図）で、一目でわかるように示されます。

基本的な聴力検査のほかに、**「耳鳴検査《じめいけんさ》（ピッチ・マッチ検査、ラウドネス・バランス検査）」**も行います。

耳鳴りのほとんどは、あくまでも自覚的な症状です。他人が聞き取ることはできず、物理的な音としてとらえることができません。

感じ方も人によってさまざまです。そのため、耳鳴りを評価するためには、患者さん本人から聞き取った情報に加えて、オージオメーターを使って、耳鳴りの性質と状態を検査します。耳鳴りが鳴っている周波数の音域を特定するのです。

併せて、聞こえの悪くなっている音域を特定します。すると、ほとんどのケースにおいて、難聴が生じている音域で耳鳴りが起こっていることがわかります。

つまり、こうした段取りを踏むことで、耳鳴りと難聴の間に密接な関連があることを患者さんにしっかり納得していただくのです。

「耳鳴りで困ること」に対して治療を行う

耳鳴りで困っていることの内容によって、治療法が変わってきます。

「耳鳴りで困っていること」とは、先に挙げた心理的な苦痛度の３段階（①病気の心配　②不安・イライラ・怒り　③うつ）と、３段階ある生活の支障度（①集中力が低下している　②眠れないなどの睡眠障害がある　③社会的な活動ができない）、そして「耳鳴りのせいで聞き取りづらい」などが挙げられます。

また、患者さんによっては、「特にない」というかたもいらっしゃいます。

それぞれについて、我々が行っている治療方針を紹介します。

●耳鳴りで最も困っていることについて、「特にない」と答える人か、耳鳴りに対して病気の心配をしている人。

ＴＨＩの点数は０〜16点程度。

↓治療方針…カウンセリング（耳鳴りの説明）＋経過観察

●耳鳴りで最も困っていることについて、「重大な病気の前兆なのではないか」と考えている人や、「このまま耳鳴りがずっと続くのではないか」と不安や心配を訴える人。

耳鳴りで、イライラしたり、集中できないと感じたりしている人。不眠症とまではいえないまでも、ときに眠れない、寝つきが悪いと訴える人。

ＴＨＩの点数は18～50点程度。

↓治療方針…カウンセリング（耳鳴りの説明）＋経過観察、静かな環境において家庭でできる音響療法（１３７ページで後述）

●耳鳴りで最も困っていることについて、耳鳴りに対する不安や心配が強まり、強いイライラや集中力の低下を感じている人。耳鳴りのせいで眠れないと訴える人。

ＴＨＩの点数は50点以上のことが多い。

↓治療方針…カウンセリング（耳鳴りの詳細な説明）、必要に応じて家庭でできる音響療法

●耳鳴りで最も困っていることについて、耳鳴りに対する強い不安および不眠を訴え、うつ症状があり社会的活動に支障をきたしている人。うつ的な傾向が強まり、「耳鳴りのせいで、毎日が楽しくない」と訴える人。家事や仕事など社会的活動ができなくなっている人。

THIの点数は50点以上。

↓治療方針…カウンセリング（耳鳴りの詳細な説明）＋心療内科や精神神経科での治療

●「聞き取りづらさ」「難聴による不自由」を感じている、すべての耳鳴りの人

↓治療方針…補聴器療法

耳鳴りを正しく理解するだけで症状が改善！

THIの点数で軽症～中等症に該当する人は、耳鳴りの患者さん全体の約4分の3を占めています。このかたちには、まずカウンセリングを行います。

カウンセリングの内容は以下のとおりです。

●耳鳴りが起こるメカニズムの説明
●耳鳴りを苦痛に感じるメカニズムの説明
●治療内容の説明（必要であれば、補聴器療法の説明）

耳鳴りが悪化していくきっかけは、患者さんが抱く不安や心配です。

「この耳鳴りは、重大な病気の前兆ではないか」

「耳鳴りの音がもっと大きくなっていくのではないか」

こうした不安や心配が、患者さんの中で堂々巡りして、脳に「苦痛のネットワーク」が形成され、強化されていきます。

そこで、耳鳴りの治療では、患者さんの心理的な不安や心配を解消することが重要になります。

不安や心配の払拭《ふっしょく》に欠かせないのが、カウンセリングの前に行う各種の検査です。このステップまで進んだ患者さんは、検査によって、脳や体に耳鳴りを引き起こしている重大な病気が発見されてはいないはずです（むろん、原因が特定できていれば、原因疾患の治療が第一になります）。

耳鳴りの正しい理解が「注意の脳」を静める

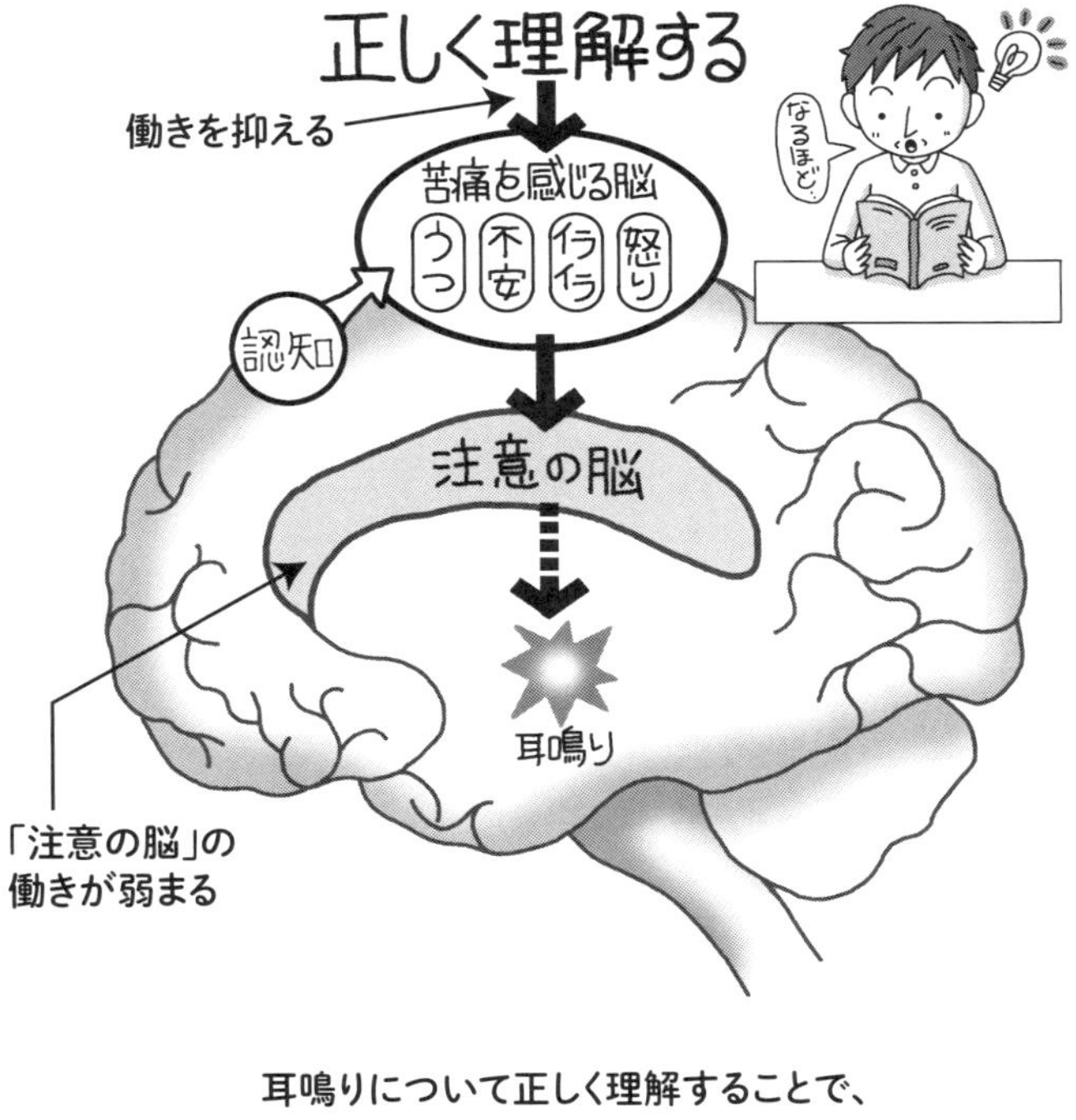

耳鳴りについて正しく理解することで、
「苦痛を感じる脳」の働きが抑えられ、
「注意の脳」の働きが弱まる結果、耳鳴りが改善していくつまり、検査を通じて、患者さんは、耳鳴りが重大な病気の兆候ではないことを確認できます。

次に、耳鳴りが発生するメカニズムを説明します。

耳鳴りの患者さんの多くは、私たちの外来にやってくるまで、耳鳴りがなぜ起こるのかについて、まともな説明を受けた経験がありません。そのため、耳鳴りが発生するメカニズムを初めて説明されると、多くのかたが「なるほど」と納得します。

こうして、**正しい情報を把握できれば、「耳鳴りという病気が、心配していたほど重大な病気ではない」ということも理解してもらえる**のです。

続いて、耳鳴りを悪化させる脳のしくみについても説明します。「注意の脳」の働きや「苦痛のネットワーク」についてです。

各種の検査結果や、自分の体で起こっていることの合理的な説明がなされて、それに納得できると、「注意の脳」の働きも低下します。

「苦痛のネットワーク」の結びつきも弱まり、不安、心配、イライラ、怒りといった心理状態も改善していきます。

話を聞いているうちに、耳鳴りに対するこだわりがなくなり、それほど気にしなくてもいいのだと思えるようになるのです。

このようなカウンセリングをしていくことで、軽症〜中等症の人の場合、大半が納得して、治療は終わりになります。カウンセリングによって、耳鳴りが気にならなくなれば、それはもう「治った」といってよいでしょう。

第1章でも触れたように、**私たちの外来では、耳鳴りの患者さんの半数以上、すなわち5割以上のかたは、カウンセリングだけで納得して帰っていく**という結果が出ています。薬を出すこともありません。

家庭でできる音響療法の勧め

カウンセリングで説明を受けても、静かな環境で耳鳴りが聞こえてくると、やはり、イライラしてしまうかたがいます。気になって、寝つきが悪いというかたもいます。

こうしたかたには、家庭でできる音響療法を紹介しています。

音響療法には、ポイントが2つあります。

①耳鳴りの音が際立つ静かな場所に、なるべく身を置かない
②豊富な音に囲まれた生活環境に身を置くようにする

静かな環境では、耳鳴りの音が際立ちます。すると、「注意の脳」が働きやすくなるので、**生活空間の中に静かな場所をなるべく作らないようにする**といいのです。

例えば、家にいる間は、なにか音を流しておくといいでしょう。**長時間、聞いていても不快にならない、川のせせらぎや波の音などの自然音がお勧め**です。自然音のCDなどを手に入れて、ふだんから部屋に流しておくようにします。

就寝時にも、こうした音を流しておくと、寝つきやすいはずです。

なお、こうした音響療法を行う際には、大きな音でかけないことが重要です。音が大きすぎて、耳鳴りがまったく聞こえないのでは意味がありません。

家庭でできる簡単な音響療法の目標は、耳鳴りの音に慣れて気にならなくなることです。気にならなくなるためには、**ほかの音といっしょに、耳鳴りの音も常時聞こえていることが大事なポイント**です。

耳鳴りの音の大きさを10とした場合、CDの音量は8〜9くらいにします。すると、耳鳴りの音がCDの音に相殺されて、1〜2程度の音量に聞こえるのです。

これが、耳鳴りの音を相対的に小さく感じさせて、脳を慣れさせようという、耳鳴りの音響療法です。

耳鳴りの補聴器療法のやり方

THIの点数が高い（重症）のかたは、耳鳴りの患者さん全体の約2割を占めます。こうしたかたには、軽症〜中等症のかたよりも、さらに詳細なカウンセリングを行います。

カウンセリングの内容は以下のとおりです。

- **耳鳴りが起こるメカニズムの説明（補聴器療法との関連も合わせて）**
- **耳鳴りを苦痛に感じるメカニズムの説明**
- **補聴器療法のやり方を説明（難聴による不自由を感じている人すべて）**

耳鳴りの補聴器療法は、耳鳴りが発生するメカニズムと密接にリンクしているので、そのメカニズムを理解しておくことが重要です。

第1章でも説明しましたが、ある音域（例えば、加齢性難聴ならば高音域）の聞こえが悪くなると、脳に伝えられる電気信号のうち、その音域の（高音域の）電気信号が低下します。

すると、脳は低下した電気信号を増やそうとします。これによって脳が興奮します。その脳の興奮した活動そのものが、耳鳴りとして聞こえてくるのです。

このように、難聴と耳鳴りの間には、密接な関連があります。

そこで、補聴器療法では、その患者さんの聞こえの悪くなっている音域を調べ、その音域の聞こえを補聴器によって補い、聞こえを改善します。

いいかえれば、**聞こえの悪くなっている音域の脳に入る電気信号を増やします。これによって、脳の興奮が抑えられて、耳鳴りが軽快する**のです。

このように脳を変えることで、耳鳴りを改善するのが、耳鳴りの補聴器療法のねらいとなります。

カウンセリングによって、「注意の脳」の働きや「苦痛のネットワーク」の説明も受けていますから、その理解が進めば、それもつらさを軽減する助けとなるはずです。

ただし、このように難聴が原因となって耳鳴りが起こっている場合、当然ながら、脳はすでに「難聴の脳」へと変化しています。

聞こえの悪くなっている音域を聞こえるようにすることが、耳鳴りを改善させる前提になります。そこで、耳鳴りの補聴器療法においても、「難聴の脳」を変えなければなりません。

そのために重要な要素は、第3章でご紹介した難聴の補聴器療法と共通したものになります。すなわち、補聴器療法のポイントは次の2点です。

①初日から常時装用

②トレーニング期間の目安は3カ月

補聴器は、起きたらすぐに装用し、寝るときに外す常時装用が原則です。場所も選ばず、どこでも使い続けます。

最初は、目標値の70％の音量を入れるところからスタートします。

耳鳴りのかたも「難聴の脳」になっていますから、補聴器で聞こえをよくすると、最初は非常にうるさく、不快に感じます。

しかし、入れる音量をそこで下げてしまっては、「難聴の脳」を変えることはできません。不快感を乗り越えて、脳が変わっていくのをサポートするのです。

補聴器をつけた瞬間に耳鳴りが軽くなる

耳鳴りの補聴器療法は、難聴の場合とまったく同じ治療方針で進みます。

最初は、静かな環境に慣れた「難聴の脳」にとって、補聴器によって生み出される新しい環境は、居心地のよいものではありません。

しかし、それをある程度がまんして、装用を続けていくことが、聞こえをよくして、かつ、耳鳴りを改善することにつながります。

装用時間を長くすることで、「難聴の脳」が新しい環境の騒がしさにしだいに慣れ、変わっていきます。不快感も時間が経つにつれて軽減していきます。

聞こえがよくなり、それとともに、耳鳴りにも変化が現れます。耳鳴りの音がだんだん小さくなったり、気にならなくなったりしていくのです。

このようにして、トレーニングの方針と3カ月にわたるトレーニングの流れを患者さんに理解していただいたうえで、実際のトレーニングを開始します。

大半のかたは、**補聴器を装用した瞬間から、耳鳴りが軽くなるのを自覚します。**

1日じゅう、左右の耳で聞こえていたセミの大合唱のような耳鳴りが、その場で小さくなる――。補聴器療法では、よく見られる光景なのです。

難聴によって聞こえが悪くなっていた音域に、補聴器によって音を入れることで、足りなかった電気信号が補われ、脳の興奮が収まります。この治癒のプロセスが劇的に起こったと考えることができるでしょう。

また、耳鳴りで外来にやってきた患者さんは、しばしば「耳鳴りのせいで、人の話がよく聞き取れない」と訴えます。

多くの耳鳴りの患者さんは、主症状の耳鳴り以外に、難聴があります。難聴があるからこそ、耳鳴りが起こっているのですから、当然といえば当然です。

しかし、患者さん自身は難聴であることを自覚していないケースが少なくありません。「自分は難聴ではない！」と頑固に否定する人もいます。

本当のところをいえば、**聞き取りが悪いのは、耳鳴りのせいではなく、本人も意識していない難聴のせい**なのです。

補聴器を使い始めると、こうした患者さんたちはどんな反応を示すでしょうか。

興味深いことに、**補聴器療法によって、耳鳴りが軽くなったり、以前よりも音が小さくなったりすると、患者さんは、もう耳鳴りのことを忘れてしまったかのようにふるまう**ようになります。

あれほど苦しんできた耳鳴りが、軽くなったり、音が小さくなったりしたとたん、**耳鳴りに関心をすっかり失ってしまう**のです。

診療中も、私が質問しなければ、患者さんは耳鳴りについて自ら話すことはありません。これこそ、耳鳴りの補聴器療法が順調に進んでいることを示す証拠です。

そして、「会議やパーティなどの場所での聞き取りをよくしたい」といった聞き取りについてのテーマへ、患者さんの関心は移っていきます。

私は、患者さんのこうしたポジティブな変化を喜びます。

耳鳴りで困り果てていた状態から、耳鳴りを気にかけなくなる（忘れてしまっている）状態にまで至ったのです。

この段階まで来たということは、耳鳴りの「注意の脳」の働きや「苦痛のネットワーク」が弱まり、耳鳴りが治癒した、もしくは、治癒に向かいつつあることを示しています。

こうして**耳鳴りを気にかけなくなった後も、補聴器療法のトレーニングは当初の予定どおりに続きます。**「難聴の脳」を変えて、補聴器がもたらす新しい聴覚環境に脳を慣れさせる必要があるからです。

もちろん、耳鳴りの症状が軽減するまでの時間には、個人差があります。補聴器をつけた瞬間に耳鳴りがわからなくなる人もいれば、すぐには改善しない人もいます。ただし、すぐには改善しないからといって、焦ることはありません。

まずは、「難聴の脳」を変える3カ月のトレーニング期間を、まっとうすることを目指してください。焦らずに長い目で取り組むことが大切です。

うつ病を併発している場合の対処法

困っていることに、「落ち込む」「やる気が出ない」「社会活動ができない」という患者さんは、うつ病を併発している可能性があります。

私たちの病院の統計では、うつ病を併発しているかたは、耳鳴りの患者さんの5％以下です。そう多くはありませんが、生活に明らかに支障をきたしており、症状はとても深刻です。

特に、うつ状態になると、感覚が過敏になることがあります。耳鳴りの音を、普通の人よりも鋭敏に感じ取り、よけいに不快に感じてしまうのです。

その結果、会社に行けなくなったり、自室に引きこもったり、人と対面することが怖くなり、他人と会えなくなったりする人も出てきます。

うつと耳鳴りの両方の症状を改善させるためには、まず、うつ病の治療を行う必要があります。

そこで、こうした場合は、**心療内科や精神神経科でうつ病の治療を続けながら、それと並行して、難聴があれば補聴器を使った耳鳴りの治療を行う**ことになります。

うつになった人の脳では、「苦痛のネットワーク」が堅固にでき上がってしまっています。これを改善するためにも、専門家による治療が必要と考えられます。

補聴器療法で耳鳴りはこう治っていく

Iさん（76歳・男性）の例を挙げましょう。

初診時、Iさんは両耳に耳鳴りがありました。耳鳴りを自覚したのは5年前からです。夜、寝ようとすると、耳鳴りが気にかかり、不眠に悩まされるようになりました。そのため、精神神経科に通院し、睡眠導入剤を飲んで眠りにつく毎日でした。耳鳴りで最も困っていることを聞くと、「耳鳴りのせいで人の話が聞き取れないことです」と即答。また、「眠れずにつらい」と訴えました。

耳鳴りのつらさを調べると、ＴＨＩが58点。重症に該当します。聴力検査では、高音域や中音域に中等度の難聴がありました。

ご本人は、「耳鳴りによって聞こえが悪くなっている」とおっしゃっていましたが、実際には、難聴によって聞こえが悪くなっていると考えられました。むろん、耳鳴りも、難聴が原因となっていると判断しました。

そして、耳鳴りが発生するメカニズムなどのカウンセリングを行ったうえで、さっそく補聴器療法を開始しました。

Iさんのケースでは、1週目から効果が現れました。すでにこの段階で、Iさんは耳鳴りがあまり気にならなくなっていたのです。

関心は早くも、耳鳴りよりも難聴に移っており、「もっと聞き取れるとうれしい」という発言もありました。

トレーニングを開始して1カ月が経った頃、Iさんは「最近、耳鳴りはしていない」と話しました。今度は「会合など、人が多いところでは聞き取りがよくないので、そこをよくしたい」といいます。

3カ月後には、聞き取りについても不便な点が少なくなりました。「耳鳴りはもう治っていますね」とIさん。

6カ月後のチェックでも、ごく普通に生活を送ることができていました。以前のように聞き取りに苦労することもなくなり、睡眠導入剤なしで眠れるようになったと、うれしそうに報告してくれました。

まさに、このIさんのケースが、1つの典型例といえます。

Iさんも、自分の聞き取りが悪いのは「耳鳴りのせいだ」と話していましたが、補

耳鳴りに関する症状の変化（典型的な例）

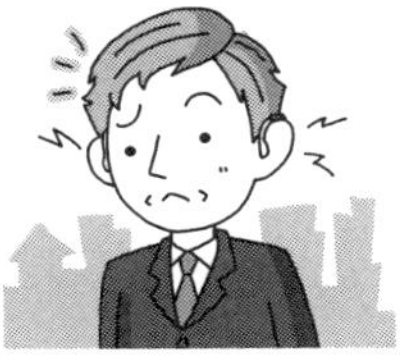

初日

補聴器を装用すると、
耳鳴りが小さくなったように感じる

↓

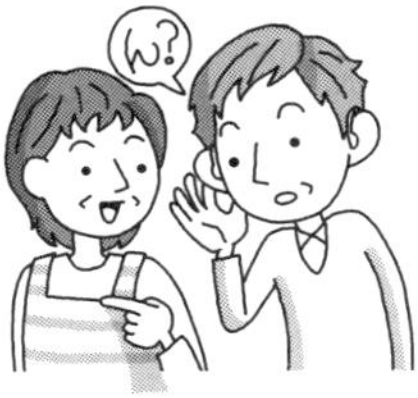

1週間後

耳鳴りは気にならなくなったが、
もっと聞き取れるとうれしい
（訴え：耳鳴り→難聴）

↓

1カ月後

会合で聞き取りやすくしたい。
最近は耳鳴りはしていない
（訴え：聞き取りの改善）

↓

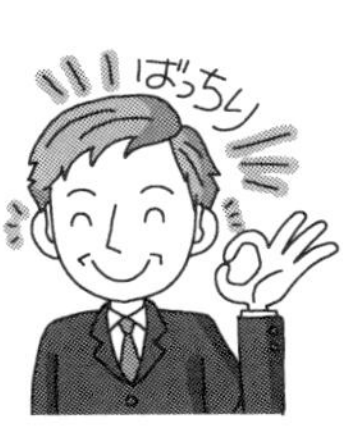

3カ月後

聞き取りの不便はなくなった。
耳鳴りはもう治ったようだ

聴器をつけるやいなや、効果が如実に現れ、耳鳴りがたちまち気にならなくなりました。そして、Iさんの関心は難聴へと移っていったのです。

トレーニングの終了後も、経過は非常に順調です。生活の質は、以前より明らかに向上し、不眠に悩まされることもなくなりました。

このように、患者さんの中には、補聴器療法によって耳鳴りが解消し、今までの悩みや苦痛から解放された結果、人生が大きく変わった人も多いのです。

補聴器によって、「難聴の脳」が改善されれば、家族や友人だけでなく、さまざまな人とのコミュニケーションを取り戻すことができます。

第5章

補聴器療法 よくあるQ&A

Q 補聴器療法はどこで受けられますか？

A **当科と同様のコンセプトで診療を行う医療機関のリストを、巻末に掲載しました。**

診療内容に多少の差異があった際には、各機関の指示に従ってください。

リストに掲載した病院以外の医療機関を探す際には、第2章でお話ししたとおり、まず耳鼻咽喉科の補聴器相談医に相談するか、もしくは、補聴器外来のある病院を受診することをお勧めします。

言語聴覚士が補聴器外来に携わっている医療機関は、より補聴器診療に力を入れているところと考えられます。

Q 補聴器の価格はどのくらいですか？

A 4万円くらいから、高いものでは50万円以上する器種もあります。

ジャパントラック（2022）によると、国内では、**補聴器1台の価格はほとんど**

が10万円から30万円までとあります。また、イヤモールドという、本人の耳の形に合わせて作成する耳栓《みみせん》（音漏れ防止や装着安定のため、耳掛け型補聴器のフック先端に取りつける）をお勧めすることも多いのですが、これは通常、作成費が1つ1万円（別途）かかります。現在、補聴器はかなり進歩しており、**1台15万円クラスの補聴器でも、難聴や耳鳴りの治療にじゅうぶん役立てることができます。**

高価な器種ほど治療効果が高くなるかといえば、必ずしもそうではありません。快適性や利便性などはアップしますが、それがそのまま聞き取りのよさにつながるとは、必ずしもいえないのです。

高価な補聴器を購入する際にも、必ずほかの器種（例えば15万円程度のベーシックな器種）も貸し出してもらい、**両者を比較して、どれくらいの違いがあるかを購入前に確認する**ことをお勧めします。

Q 安い器種ではダメですか？

A 極端に安い器種（例えば2〜3万円程度）というのは、「補聴器」ではなく「集音器」と思われます。

補聴器と集音器は多少、呼び方が違うだけで同じものだと考える人がいるかもしれません。

しかし、この2つは、まったく別種の製品とお考えください。

なかには、2つの違いを知らずに集音器を使用し、効果が得られずに、「補聴器は効果がない」と早合点してしまう人もいるでしょう。

さらにいえば、集音器を使っていきなり大きな音を聞いてしまい、耳を傷めたり、健康被害を受けたりするリスクもあります。

そのため、**補聴器と集音器の違いを、きちんと知っておくことが大事**です。

違いを3つ挙げましょう。

①定義の違い
②価格の違い
③性能の違い

まず、①定義についてです。補聴器とは、薬機法（正式名称は「医薬品、医療機器等の品質、有効性及び安全性の確保等に関する法律」）で、管理医療機器「クラスⅡ」に分類される医療機器です。

同じクラスⅡの仲間には、心電計、超音波診断装置、電子内視鏡、注射針などがあります。

管理医療機器として認可されるためには、効果や安全性において厚生労働省が定めた基準を満たす必要があり、販売方法についても管理者の設置義務があります。

一方の集音器は、管理医療機器ではありません。そのため、性能や効果、安全性に疑問符がつくような商品も流通しています。

②価格も違います。

集音器はかなり安く、多くが2～3万円台です。1万円くらいのものもあります。

そして、なんといっても、大きいのは③性能の違いです。

聞こえを確かなものにするためには、「聞こえの悪くなっている音域の音量を、どの程度上げるか」といった調整をしなければなりません。補聴器は医療機器なので、こうした個々の状況に応じて調整できる機能を持っています。

しかし、集音器には、音域ごとに入れる音量を微調整する機能は搭載されていません。せいぜい、音量の調節ボタンで、全体のボリュームを案配する程度です。さらに、最大出力制限機能（大きすぎる音を自動的にカットする機能）も備わっていないのです。この点が、補聴器と集音器の大きな違いです。

集音器は、価格の点だけは補聴器より優れていますが、**難聴や耳鳴りにお悩みのかたには勧められません。**

いくら価格的に手頃であっても、効果はほとんど期待できませんし、むしろ、健康被害のリスクのほうが懸念されるからです。

補聴器を購入する際には、店舗やホームページなどで、医療機器認証番号（または医療機器承認番号）の表記があるかどうかを確認しましょう。

Q どんなタイプの補聴器を選べばよいですか？

A 補聴器の種類には、大きく分けて３つのタイプあります。

補聴器の主なタイプ

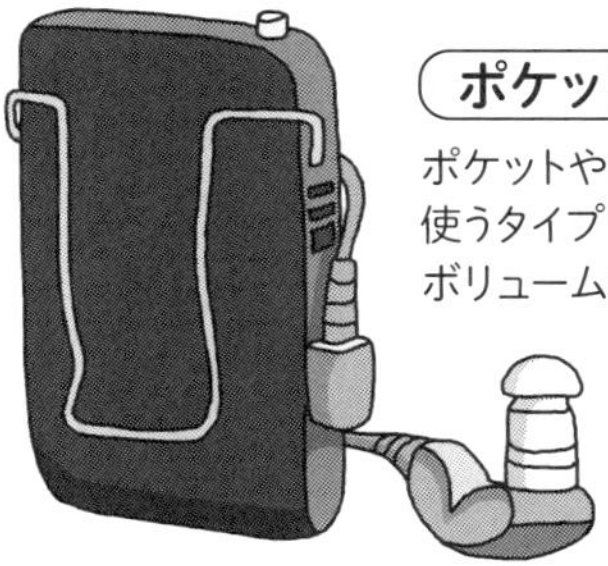

ポケット型

ポケットやカバンに入れて
使うタイプで、スイッチや
ボリュームが大きく、操作が簡単

耳掛け型

耳の後ろに掛けるタイプで、
種類や機能が豊富。
カラーバリエーションも
多い

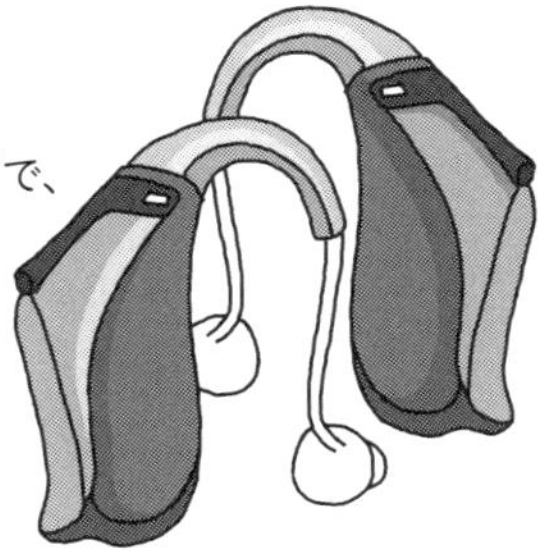

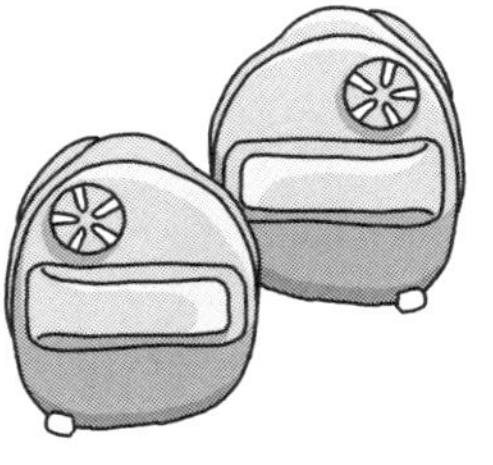

耳あな型

耳のあなに入るタイプで、
1人ひとりの耳の形に合わせて
オーダーメイドで製作する

①ポケット型
②耳掛け型
③耳あな型

①ポケット型は、耳に差し込むイヤホンと、補聴器の本体が分かれているものです。本体をポケットに入れて使用します。手先や目に不自由があるかたや、比較的安価のため、低価格な補聴器を希望されるかたに向いています。

②耳掛け型は現在、最も使われているタイプです。**適応聴力の幅が広く、多くのかたが使いやすい**からです。

その名のとおり、耳に掛けて使用します。本体は耳の裏側に隠れる構造になっています。以前は、大きくて目立つものが多かったのですが、最近は小型化し、目立たない器種が増えてきました。

③耳あな型は、サイズが小さく、耳のあなに入れて使います。大部分が耳のあなに入るタイプと、耳のあなにすっぽり入るタイプがあります。**目立ちにくい点が大きな利点**です。また、メガネの邪魔にもなりません。

しかし、サイズが小さくなることで、スピーカーも小さくなるので、出力が弱まります。そのため、**中等度の難聴までにしか対応できない欠点**があります。

価格も、性能が同等な耳掛け型よりも、耳あな型のほうが高くなります。また、耳掛け型に比べて故障しやすく、体重が変わったりすると、耳のあなの大きさが変わるので、作り直す必要があります。つまり、耳あな型は見た目こそよいものの、短所もある補聴器です。

結論としては、**15万円程度の耳掛け型でじゅうぶんに満足いただけるケースが多い**といえます。

Q 補聴器は両耳につけたほうがいいですか？

A 補聴器は原則として、難聴のある耳に用います。両方の耳に難聴があるかたは、3カ月間、両耳に補聴器をつけて試してから、購入を検討してみてください。**当科では9割程度のかたが、両耳の補聴器を購入しています。**

補聴器を両耳につけると、片耳だけに使った場合と比べて、次のような効果があるといわれています。

①聞こえの範囲が広がる
②音の方向がわかりやすい
③音が立体的に聞こえる

左右ともに聴力の低下があるかたの場合、片耳だけに補聴器をつけると、補聴器をつけていないほうの音に気づきにくいことがあります。音がどの方向から聞こえているのか、わかりにくくなることもあります。

補聴器を両耳に装用すると、音の方向がはっきりします。聞こえの範囲も広がります。その結果、より豊かに音を聞き取ることができるようになります。疲れにくくなったり、会話がしやすくなったりするメリットもあります。

また、「耳鳴り治療のために補聴器を使いたい」というケースでは、両方の耳に難聴があるにもかかわらず、耳鳴りは片方だけしか感じないという人がいます。

こうした場合、本人の希望で耳鳴りのあるほうにだけ、補聴器を使うことがあります。すると、**補聴器を装用した側の聞こえがよくなり、耳鳴りが改善します。**そして、片方の耳鳴りが治まった後、もう一方の耳に耳鳴りが現れてくることがあるのです。

こうしたケースでは、おそらく、もともと両耳に耳鳴りがあったと考えられます。片方の耳鳴りが治まったため、残った側の耳鳴りが際立ったのでしょう。その場合は、残った側の耳にも補聴器の装用を検討します。

Q 頻回の通院が難しい場合は？

A 補聴器療法を行う際は、「難聴の脳」を変えるために、**最も効率的なスケジュールが組まれています。**

補聴器を初めて装用し、慣れてくるのが4日から1週間ほど経った頃です。慣れてきたら、補聴器を再調整し、入れる音量を少しずつ増やしていきます。

この作業をくり返し、3カ月にわたって集中的に治療を行うことで、「難聴の脳」をスムーズに変えていけると、私たちは考えています。

最初の1カ月が最もつらいので、その期間は週1回の通院、その後の2カ月は2週に1回程度の通院で行うと、うまくいくことが多いです。

通院の頻度が少ないと、常時装用を継続できないかたが多くなり、そうなると「難聴の脳」を変えることが難しくなります。

「1年間は無理だけど、3カ月ならがんばれる」という患者さんが多いのです。**目安としては、「1つの季節のうちに（例えば、この夏のうちに）治療を終えられればいいですね」と、私は患者さんによく伝えます。**

遠方に住んでいるなど、さまざまな事情があると思いますが、患者さん個々人の事情に合わせて、できるだけ頻回の通院をお勧めしています。

Q 補聴器療法での遠隔医療は可能ですか？

A 最近の技術の進歩により、遠く離れていても、スマートフォン（スマホ）を経由して調整できる補聴器が誕生しました。多くの海外メーカーでは対応できるようになっています。

この遠隔サポートは、スマホのアプリケーション（アプリ）を利用して行います。

医師や言語聴覚士が遠くにいても、スマホのアプリを経由して、補聴器の音の微調整を行うことができるのです。

ただし、すべての診療を遠隔サポートで行うことはできません。実際に補聴器から出ている音のチェックや、補聴器をつけて行う検査などが、遠隔サポートではできないからです。

遠隔医療は政府が推進している医療の1つですが、取り組みは始まったばかりで、これからいろいろなことが整備されてくると思われます。

当科でも現在、実験的に遠隔サポートを導入している段階です。今後は遠く離れた患者さんでも、頻回に通院せずに補聴器療法を受けられる時代が来るかもしれません。

Q 重度の難聴にも対応していますか？

A 重度の難聴（聴力レベル90dB以上。耳元で声を張り上げても聞き取りづらいレベル）になると、補聴器を使っても、脳に音がじゅうぶんに入らず、聞こえがよくならない可能性が高くなります。

もし、補聴器療法を3〜6カ月試みて、聞き取りに満足しないケースは、人工内耳を検討することになります。

人工内耳とは、蝸牛《かぎゅう》に電極を埋め込み、この電極を利用して音を電気信号に変え、脳に伝えるしくみです（左ページの図を参照）。耳鼻咽喉科領域では最も重要な発明の1つとされています。

しかし、人工内耳を埋め込んだら、術後、ただちに聞こえがよくなるわけではありません。蝸牛の有毛細胞は約1万5000個もありますが、人工内耳は20個程度の電極しかありません（メーカーにより差はあります）。1万5000を20で代用するわけです。

そのため、今まで聞いていたような自然な聞こえ方ではなく、患者さんのことばを借りると、「まるでロボットがしゃべっているよう」といいます。しかも最初は、それらもうまく聞き取れずに、意味がわからないことも多いのです。

そのロボットのような音に慣れ、**意味がわかるようになるために、リハビリを行う必要があります。**トレーニングを重ねていくと、しだいに慣れて、聞き取れるように

人工内耳のしくみ

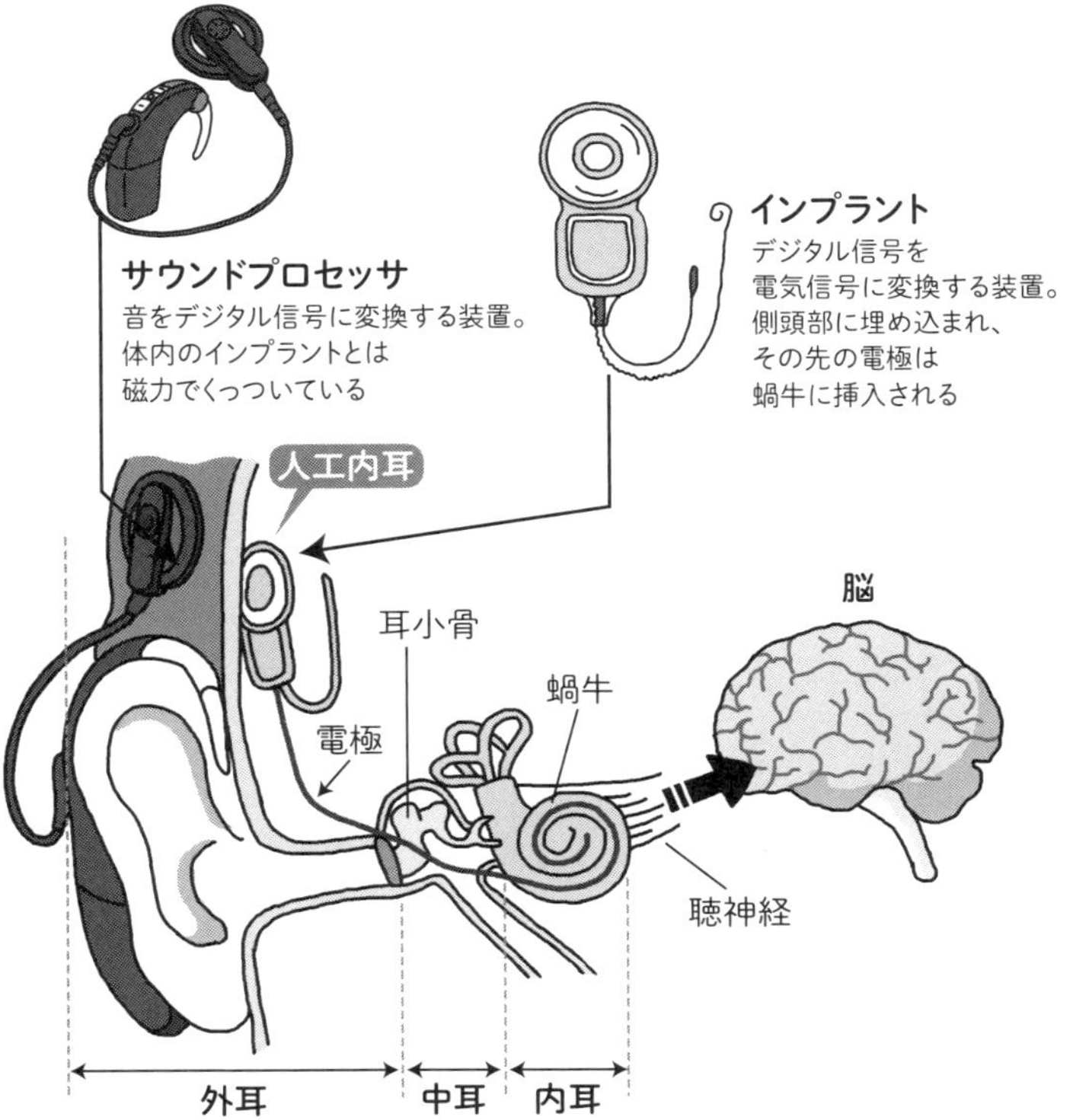

サウンドプロセッサ
音をデジタル信号に変換する装置。
体内のインプラントとは
磁力でくっついている
インプラント
デジタル信号を
電気信号に変換する装置。
側頭部に埋め込まれ、
その先の電極は
蝸牛に挿入される
人工内耳
耳小骨
蝸牛
電極
脳
聴神経
外耳
中耳
内耳

鼓膜と耳小骨の振動を大きくする補聴器とは違い、
人工内耳は機能しなくなった蝸牛内の有毛細胞の代わりに、
音を電気信号に変えて脳に送るしくみ

なってくるのです。

慣れについては、個人差が大きいので、術後すぐに聞き取れるようになる人もいれば、1年以上の時間がかかる人もいます。傾向としては、難聴になってからの時間が長い場合は、なかなか聞き取りがよくならないケースがあるようです。

なお、一般的な難聴の場合と同様に、重度の難聴の影響によって、耳鳴りが起こっているケースがあります。

こうした場合は、人工内耳によって音を脳に送り届け、脳の興奮を抑えられるようになると、耳鳴りを改善させることが可能です。

第6章

よく聞こえる耳をつくる生活術

難聴対策で気をつけるべきはメタボと騒音

この章では、難聴と耳鳴りを予防・改善するための、日常生活のポイントをお話ししましょう。

まず、「予防」の観点から考えたとき、どんな点に気をつければよいでしょうか。

すでにお話ししてきたとおり、耳鳴りに悩む患者さんの9割には難聴があり、耳鳴りを引き起こす主たる要因となっているものが、難聴です。

つまり、**難聴予防を心がけることが、耳鳴りの予防も兼ねる**ことになります。

そのためには、なにが重要でしょうか。ポイントを2つ挙げましょう。

①メタボ対策
②騒音対策

1つ目の「メタボ（メタボリック・シンドローム）対策」についてです。

加齢によって、誰もが徐々に聞こえは悪くなっていきます。この加齢性（老人性）難聴を進行させる有力な因子が、血管の硬くなる動脈硬化《どうみゃくこうか》です。

メタボになり、動脈硬化が進んだ高血圧や糖尿病の人は、心筋梗塞《しんきんこうそく》（心臓の血管が詰まる病気）や脳梗塞《のうこうそく》（脳の血管が詰まる病気）を起こしやすくなりますが、それだけではありません。

同じように、難聴にもなりやすくなるのです。

「動脈硬化があると、加齢性難聴が悪化しやすい」ということが、全国規模の疫学《えきがく》調査でも明らかになっています。

動脈硬化を引き起こす原因としては、高血圧症、脂質異常症、糖尿病、喫煙、そして、メタボなどが挙げられます。

つまり、動脈硬化の予防のためには、生活習慣病の予防、およびメタボ対策を行うことが欠かせません。それが同時に、難聴予防にもなるのです。

では、生活習慣病とメタボ予防のために留意したい点を挙げましょう。

●動物性脂肪を控え、青魚などの魚を積極的にとる

食事で推奨されるのは、動脈硬化に役立つとされるDHA（ドコサヘキサエン酸）、EPA（エイコサペンタエン酸）を豊富に含んだ青魚です。DHAとEPAを合わせて、1日1000㎎以上摂取することが望ましいとされます。

例えば、サバ1切れ（100g）に、1000㎎を超えるDHA、700㎎を超えるEPAが含まれています。含有量から換算すると、イワシ1尾、サケ1切れ、サンマ1尾を食べると、必要摂取量をとることができると考えられます。

●塩分を控える

1日の塩分摂取量は、男性8g未満、女性7g未満を目標としましょう。ハムやベーコンなどの肉の加工品、かまぼこなどの練り物は控えてください。ラーメンなどの麺類の汁にも、塩分が多く含まれていますので注意が必要です。

●野菜・果物を積極的にとる

野菜については、成人が摂取すべき目安量は、1日350g以上。そのうち、緑黄色野菜で全体の3分の1を摂取することが理想的とされています。果物は、1日にミカン2個、リンゴ1個、ナシ1個、ブドウ1房程度を目安にしてください。

●有酸素運動を行う

適度な運動習慣も大事です。運動は、代謝をアップさせ、全身の血行を促進し、ストレス解消にも役立ちます。深い睡眠にもつながるでしょう。

お勧めは、代表的な有酸素運動であるウォーキングです。1日に30分から1時間程度、無理のないペースで歩くといいでしょう。

●喫煙者は今すぐ禁煙する

タバコは厳禁です。ニコチンが脳幹《のうかん》や内耳の血流量を減らし、耳鳴りを誘発することがあります。また、一酸化炭素により、脳や内耳への酸素供給量も減ります。

●飲酒は適量を守る

お酒は、適量ならばストレス解消に役立ちますが、飲みすぎはよくありません。摂取量は、純アルコール量で約20gを限度としましょう。

アルコール飲料に換算すると、ビールは中びん1本（500㎖）、日本酒は1合（180㎖）、焼酎は0・6合（約110㎖）、ウイスキーはダブル1杯（60㎖）、ワインは4分の1本（約180㎖）となります。

騒音性難聴やヘッドホン難聴を防ぐ方法

続いて、2つ目の「騒音対策」についてです。

第1章でご紹介したとおり、耳から取り入れられた音は、内耳の有毛細胞によって電気信号に変換され、脳に伝えられます。そのため、大きな音に長時間さらされると、有毛細胞が抜け落ちたり、傷ついたりします。

すると、音の振動をキャッチできなくなり、その結果、音が聞こえなくなります。

職場などで大きな音を聞き続けることで起こるのが、「騒音性難聴」です。85dB（デシベル）以上の騒音に8時間さらされ続ける状態が5～15年ほど続くと、発症リスクが高まるといわれています。

また、大きな音になればなるほど、聞く時間が短くても難聴になるリスクは高まります。

参考までに、WHO（世界保健機関）が定める、1日あたりの音圧レベル（dB）の許容基準と、目安となる音の種類を示しておきましょう。

音圧レベル	1日あたりの許容基準	音の種類
130	1秒未満	航空機の離陸の音
125	3秒	雷
120	9秒	救急車や消防車のサイレン
110	28秒	コンサート会場
105	4分	工事用の重機
100	15分	ドライヤー
90	2時間30分	芝刈り機
85	8時間	街頭騒音

ちなみに、地下鉄の車内の騒音は、大きさが100dB程度です。その音を15分以

上、毎日聞き続けるとしたら、それは耳にとって厳しい環境ということになります。

また、近年、懸念されているのが、ヘッドホンやイヤホンで大音量の音楽を聴くことによる障害です。

通常のヘッドホンやイヤホンで、周りの音を気にせずに音楽を楽しむ場合、音漏れの有無にかかわらず、その音量は100dBを超えている可能性が非常に高いといえます。それを毎日続けていれば、難聴になっても不思議ではありません。

こうして起こる難聴は、「ヘッドホン難聴」「イヤホン難聴」などといわれています。

WHOは、「スマートフォンなどで大音量の音楽を聴くことによって、世界の若者のほぼ半数、およそ11億人が難聴になるおそれがある」という警告を出しているほどですから、非常に問題は深刻です。

WHOは、安全な音量として80dBを推奨しています。利用限度も1週間に40時間までにすべきとしていますので、これも1つの目安にするといいでしょう。

ヘッドホン難聴は、重症化すると完治が難しくなります。そうなる前に、少しでも耳に異常を感じたら、すぐに耳鼻咽喉科を受診してください。早期であれば、投薬

（ステロイド）治療などで治る可能性もあります。

予防のためには、イヤホンやヘッドホンで長時間、音楽を聴かないように心がけることが大事です。

また、ヘッドホン難聴だけに限りませんが、コンサートなどに出かけたり、**騒がしい場所で過ごしたりした後は、静かに耳を休ませる**といいでしょう。

工事現場や高架下など、騒がしい環境に身を置く時間が長い人は、「耳栓を使用する」「騒音の生じる環境を少しでも改善する」「騒音環境下での就労時間を短くする」など、可能な範囲でできる対策を講じてください。

また、**聴力検査を定期的に実施し、症状の進行度合いを確認することも必要です。**

難聴の人に話しかける際のコツがある

次に、実際に難聴になってしまったケースについて、考えてみましょう。

難聴になり、補聴器を装用するようになったら、補聴器をつけて、今までできなかったことにチャレンジしましょう。

聞こえが悪いために今まであきらめていたことが、補聴器のおかげで、できるようになります。スポーツジムに通う、映画館に行く、講演会に行く、旅行に出かけるなど。いろいろとあると思います。

そうしたチャレンジをすることで、聞こえの力がよりついてきますので、ぜひ積極的に試してください。

人によっては、人混みでの聞き取りが苦手だったり、「聞き取りの力がまだじゅうぶんではない」と感じたりするケースもあるでしょう。

じゅうぶんでない点を改善するためにも、**積極的に外へ出ていき、多くの人と交流することが大切**です。「難聴の脳」を変える努力は、トレーニング終了後も続けたほうがいいのです。

また、食事や運動については、「予防」の項で強調した日常生活の注意点が、発症後も重要であることは改めていうまでもありません。

病状の進行を遅らせるために、引き続き、メタボや生活習慣病の予防・改善を心がけましょう。

ここで、特に難聴者のご家族や周囲のかたに向けて、お話をしておきましょう。

聞こえが悪くなった人は、早口で話す言葉や、人混みや騒音の中での会話の聞き取りが苦手になります。

正しく調整された補聴器を装用している相手には、基本的に、大声で話しかける必要はありません。**むしろ、大声を出さないほうがよい**のです。

そこで、難聴のかたに話しかけるときのコツを紹介しましょう。

①普通の声で、ゆっくりていねいに話す

②ゆっくりすぎても×。リズムが大事

③正面から話す

④複数の人が同時に話さずに、1人ずつ話す

①大きい声を張り上げると、かえって聞き取りにくいので、普通の声で話します。

②ゆっくりすぎてもいけません。「お、ば、あ、ちゃん」と、一語一語区切ると、わかりにくくなります。区切らずに、ゆっくりと自然な抑揚をつけて話しましょう。

③正面で顔を見て話すと、難聴の人は相手の口元を見ることができます。口の動きも意味を読み取る参考になりますから、できるだけ正面から話しましょう。

④また、複数の人が同時に話すと、難聴の人でなくとも、わかりにくいものです。1人ずつ話すようにするといいでしょう。

難聴の人は、どうしても一字一句をきちんと聞き取ろうとしてしまうものです。しかも、それができないと、イライラしてしまうこともあります。

難聴の人は、「聞き取れないのは、自分のせい」と考えがちなのです。

しかし、電車の中や人混みなどでは、難聴でない人でも聞き取りにくくなるのは当然のこと。

だからこそ、そうした場所で聞き取りにくいのは、「あなたのせいでも、補聴器のせいでもないよ」と、ご家族や周囲のかたがフォローしてください。

また、ご高齢で、1人住まいのかたは、できるだけ外に出る機会を作り、多くの人とコミュニケーションを取るように努めましょう。

家に引きこもっていては、聞き取りはよくなりません。**「聞いて、話す」ことが重要**なのです。

テレビを見ているだけでは、聞くことしかできません。人と接して言葉を交わすことによって、脳のさまざまな部位がトレーニングできます。

それは、「難聴の脳」を変えるだけでなく、認知症の予防にも役立つはずです。

外に出かけて、補聴器を活用できる機会をたくさん作るように心がけましょう。

耳鳴りをよくするための生活のポイント

続いて、耳鳴りの話です。

耳鳴りを改善させるための日常生活のポイントを、5つ挙げましょう。

①耳鳴りをよく理解する

まず、第1章でご紹介した「耳鳴りが発生するメカニズム」を理解しましょう。

耳鳴りがなぜ起こるのかがわかれば、「そんなに怖いものではないのだ」と考えられるようになります。よけいな不安や心配をシャットアウトしましょう。

②完璧主義の考え方を改める

耳鳴りがひどくなりやすいのは、完璧主義タイプのかたです。**「完全になくなること」を望んでいると、耳鳴りはなかなかよくなりません。**

耳鳴りが完璧になくなることへのこだわりが、かえって「注意の脳」の働きを高め、「苦痛のネットワーク」を強化し、症状の悪化を招くのです。

「耳鳴りがあっても、気にならなくなれば、それでじゅうぶん」という程度のところに目標を置きましょう。

③耳鳴りの大きさを確認しない

「今日の耳鳴りはどうかな?」と耳鳴りの大きさを朝から確認したり、日記などに記録をつけたりしていると、「注意の脳」の働きが高まるばかりです。耳鳴りの大きさを確認する習慣を減らしていきましょう。

④生活を制限しない

耳鳴りで悩んでいるかたは、耳鳴りのせいで、好きなことをやめてしまっているケースがしばしばあります。外食に出かけたり、映画を見に行ったりすることをめんどうに思いがちで、ついには外出を厭《いと》うようになります。それで、いよいよ気が滅入り、さらに耳鳴りが悪化するという悪循環を招きます。

やりたいことをする。ぜひ、これをお勧めしたいと思います。

やりたいことをすることで、「注意の脳」の働きが弱まるからです。やりたいことに集中できるようになれば、そのぶん、耳鳴りのことを頭の中から追い払えるようになります。その結果、「苦痛のネットワーク」の働きも弱まっていきます。

⑤豊富な音のある環境を作る

また、静かな環境で耳鳴りの音が際立つと、「注意の脳」が働きやすくなります。生活空間の中に、静かな場所をなるべく作らないようにしましょう。

第4章の「音響療法」の項でも紹介したように、家にいる間は、長時間聴いていても不快にならない、**川のせせらぎや波の音といった自然音のCDを、ふだんから部屋に流しておく**ようにします。

ただし、ボリュームは上げすぎないでください。**家庭でできる簡単な音響療法の目**

標は、耳鳴りの音に慣れて気にならなくなることです。

気にならなくなるためには、ほかの音といっしょに耳鳴りの音も常時、聞こえていることが重要です。

以上のような、耳鳴りに対するあなたの心がけが、症状を大きく変えるのだとお考えください。

第7章

難聴・耳鳴りが治った人の体験談

体験談①

テレビの音量が30から20に！難聴が治り仕事も電話も不自由なし

伊藤紀子《いとうのりこ》さん（仮名）78歳　主婦

私は2017年頃から、耳が遠くなったことを自覚するようになりました。

きっかけは、主人との会話でした。主人はもともと声の低いほうでしたが、以前なら、低い声でボソボソと話していても、聞き取りにくいと感じることはほとんどありませんでした。

それが、主人の話す内容がわからないことが多くなってきたのです。テレビの音声が聞き取れないことも増え、しかたなくボリュームを上げるようになりました。

そして、難聴が徐々に進むにつれ、「このままではいけない」と思うようになりました。現在も、私は仕事を持っていますが、難聴のせいで、仕事相手に迷惑をかけたくなかったからです。

販売店に行って、左右の補聴器を購入しました。

私が選んだのは、「耳あな型」というものです。耳あな型は、サイズが小さく目立ちません。補聴器をつけていることを知られなくないという気持ちが強かったので、どうしても目立たないものがいいと考えたのです。

使い始める前は、補聴器をつければ、その瞬間から聞き取りがよくなるようなイメージを持っていました。

しかし、実際に使い始めたところ、想像とはまるで違いました。ザーザーと雑音が入るばかりで、聞き取りがよくなったとは、とてもいえません。特に、電話では雑音で先方の声が聞き取りにくく、普通に話をするのも一苦労でした。

これでは、なんのために補聴器を買ったのか、わかりません。せっかく買った補聴器が期待外れの結果になり、がっかりでした。

気落ちしていた私に、済生会宇都宮病院の新田清一《しんでんせいいち》先生について教えてくれたのは、娘でした。娘が新田先生の講演に誘ってくれて、先生の講演を聴きました。その結果、ぜひ「補聴器療法」を試してみたいと考えるようになったのです。

私が新田先生の診察を受けたのは、2018年9月のことでした。

トレーニングによって脳を変えていかないと、きちんと聞こえるようにならないことや、耳あな型の補聴器は出力が弱いため、私の聴力ではじゅうぶんに聞こえるようにならないことなど、新田先生の説明は知らないことばかりでした。

さっそく、耳掛け型の補聴器を使ったトレーニングが始まりました。

「最初は音が気になりますよ」との説明を受けていましたが、おっしゃるとおりでした。補聴器をつけて過ごすようになると、今までまったく聞こえていなかった音がドッと耳に飛び込んでくるのです。

最も気になったのは、電車や車の音でした。私は住まいのある東京から、新田先生の病院のある栃木県宇都宮まで、新幹線を使って通っています。新幹線のホームに立つと、周囲はすさまじい轟音《ごうおん》にあふれていました。

それよりつらいのが、換気扇の音です。我が家の換気扇はオートマチック（自動運転）のため、スイッチが入るたび、ゴーッというすごい音が耳に届くのです。私はそのたび、ビクリとしてしまいます。

「だんだん慣れていきますから、がまんして続けてください」と、担当の言語聴覚士の鈴木大介《すずきだいすけ》先生も励ましてくださったので、私はがまんしました。1日じゅう、必死で補聴器を外さずに使い続けたのです。

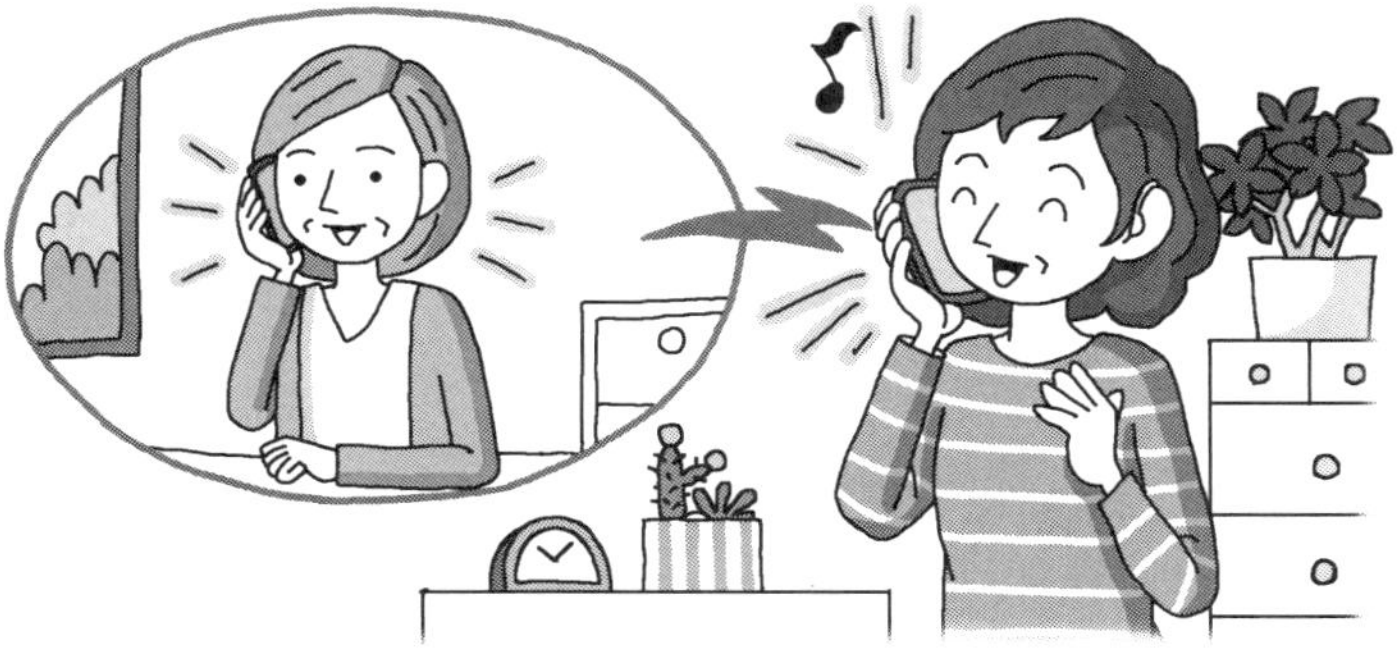

電話でも不自由なく会話できる！

慣れてきたのは、試し始めて2～3週間経った頃でしょうか。それまで気になっていた音が、ようやく気にならなくなってきました。

つらかった新幹線や車、換気扇などの音も、気にしないでいられるようになり、デパートのようなザワザワした場所も平気になりました。

聞き取りもよくなり、テレビのボリュームも小さく絞れるようになりました。我が家のテレビでいえば、以前は、音量を30以上に上げないと聞こえませんでしたが、今では20でも問題ありません。

通院は、最初は週に1回。その後、順調に調整が進んできてからは、新田先生にスマートフォンを利用した遠隔診療もしていただきました。そのおかげで、東京からの通院回数を減らすことができ、とても助かりました。

今では、にぎやかな場所でも、スムーズに会話できるようになっています。仕事上のコミュニケーション不足も心配せずに済むようになりました。

補聴器をつけた状態で電話するときのコツも教えていただいたので、現在は不自由なく、電話もできるようになっています。

自分で購入した最初の補聴器は、私にはまったく合いませんでした。正しいトレーニングと調整を経たうえで使う補聴器と比べると、こんなにも大きな差が生じるのかと、改めて驚いています。

聞こえの悪くなった状態を経験してみると、ちゃんと聞き取りができることがどんなにすばらしいことか、よくわかります。聞き取りが悪いと、会話も弾まなくなりますし、人と話すのがおっくうになりがちです。

補聴器は、正しく使えば、私たちの聞く力を限界まで引き出してくれます。

これからも、補聴器を上手に活用し、はつらつとした生活を送っていきたいと思います。

著者のコメント

補聴器に関する正しい情報が知られていないために、いきなり販売店などに行って補聴器を購入すると、なかなかうまくいきません。

伊藤さんが販売店で購入した製品は、かなり高額の補聴器だったそうですが、残念ながら、高額ならばよい聞き取りが保証されるかといえば、けっしてそんなことはありません。

一方、あまりに低額のもの（特に、補聴器と呼べない集音器など）も、まったく期待できません。

要するに、適切な機能を装備した補聴器を使って、しっかりトレーニングを行っているかが大切なのです。そうでなければ、聞き取りの力をじゅうぶんに引き出すことができません。

また、補聴器のタイプも問題でした。

補聴器には、伊藤さんが最初に買った耳あな型や、後に購入した耳掛け型などのタイプがあります。ただし、耳あな型はサイズが小さいため出力が弱く、伊藤さんのような高度に近い中等度難聴の場合には、じゅうぶんな聞こえを確保できない可能性があります。

「補聴器療法」のトレーニングの原則は、朝起きたらすぐに補聴器を装用し、1日じゅう使い続けることです。

そして、特に重要なのは、普通の生活の中で、聞こえが悪いと困る場面で使うように心がけることです。

伊藤さんは、聞き取りが悪いと仕事が円滑に運ばないことを心配して、補聴器を使い始めました。つまり、仕事上の強い要請があったわけです。

そのため、実際の仕事の中で、補聴器をしっかり使っていったことがよかったのだと考えられます。

がんばった結果、補聴器によって「難聴の脳」をスムーズに変えていくことができたといえます（新田清一）。

体験談②

10年以上続いていた耳鳴りが補聴器をつけた瞬間に消え去った

滑川《なめかわ》 浩《ひろし》さん　72歳　無職

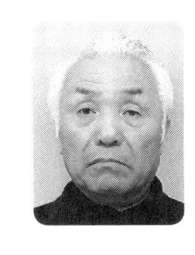

私が耳鳴りに悩まされるようになったのは、十数年前からです。

始まりは、ある年の正月でした。

右耳で、キーンという高音の耳鳴りがするようになりました。そのうち、自然に治まるだろうと思っていましたから、そのままなにもせず、ほうっておきました。ところが、いくら待っても、耳鳴りが止む気配がありません。そのうち、右耳だけでなく、左耳にも耳鳴りがするようになりました。

さすがに、「これはおかしい」と思って耳鼻咽喉科を受診しました。そこで医師からいわれたのは、「耳鳴りは治りませんよ」のひとことです。診断はたった、それだけでした。

治らないと宣言した医師は、それで当然なのかもしれませんが、なんの治療もしてくれませんでした。

ほかの耳鼻咽喉科にも何カ所も行きましたし、治療院やマッサージなども試してみました。いろいろなサプリメント（栄養補助食品）や漢方薬も飲みました。

しかし、どこに行っても、なにを飲んでも、耳鳴りは改善しませんでした。

耳鼻咽喉科でいわれるのは、「なるべく気にしないように」とか「一生つきあっていきましょう」などといった、慰めにならないアドバイスばかり。

そういわれたところで、私の耳鳴りが楽になるわけではないので、気休めにもなりません。

なにしろ、キーーーーーンという音が、朝から晩まで続くのです。

その音は、外から聞こえてくるというよりは、頭の中で鳴っているようなものでしたから、逃げ場がありません。耳鳴りのせいで精神的にも追い詰められ、常にイライラしていました。

私は長年、日記をつけていますが、あまりにイライラした日などは、日記を書く気にもなれず、その日のページにぐちゃぐちゃになぐり書きをして、空白をつぶしてしまいます。そんな日が何日もありました。

それに、寝ようとしても、耳鳴りが気になって眠れません。しかたなく毎晩、寝酒を飲んで寝ていました。

このような状態が10年以上も続いてきたのです。

済生会宇都宮病院の新田清一《しんでんせいいち》先生のことを教えてくれたのは、家内でした。家内がインターネットで調べていて見つけたのです。

インターネットの情報をチェックしてみると、新田先生なら私の耳鳴りをなんとかしてくれそうに思えました。

私の住まいは茨城県で、栃木県宇都宮にある新田先生の病院までは、車で2時間かかります。しかし、藁《わら》にもすがる気持ちでしたから、予約の順番が来るのを心待ちにして、宇都宮へ訪ねて行きました。

それが、2016年のことになります。

まず、新田先生から、詳しい症状の説明がありました。その説明は従来の考え方とはまったく違っていました。

耳鳴りとは、どういう症状なのか――。私はようやく、初めて理解することができたのです。

加齢などによって、特定の音域に聞こえにくいところが生じます。すると、脳がそれをカバーしようとして興奮します。その脳の興奮によって、耳鳴りが起こってくるというのです。

「耳鳴りは治りませんよ」と、何人もの耳鼻科医からいわれたものですが、あれはなんだったのか、と思いました。

耳鳴りを改善するには、現在、聞こえにくくなっている音域に、補聴器を利用して音を入れればいい。すると、脳の興奮が収まって、耳鳴りも軽快するとのこと。

ただちに、「補聴器療法」が始まりましたが、効果は圧倒的でした。

補聴器を初めてつけて病院から帰るとき、もっといえば、補聴器をつけた瞬間から、耳鳴りは聞こえなくなっていたのです！　頭の中がすっきりとクリアになり、気持ちも晴れ晴れとしました。

こうして、これまでさんざん苦労してきた耳鳴りが解消できました。こんなにありがたいことはありません。

その後、補聴器を使い始めて3年が経ちますが、耳鳴りに悩まされたことは、ただの一度もないのです。

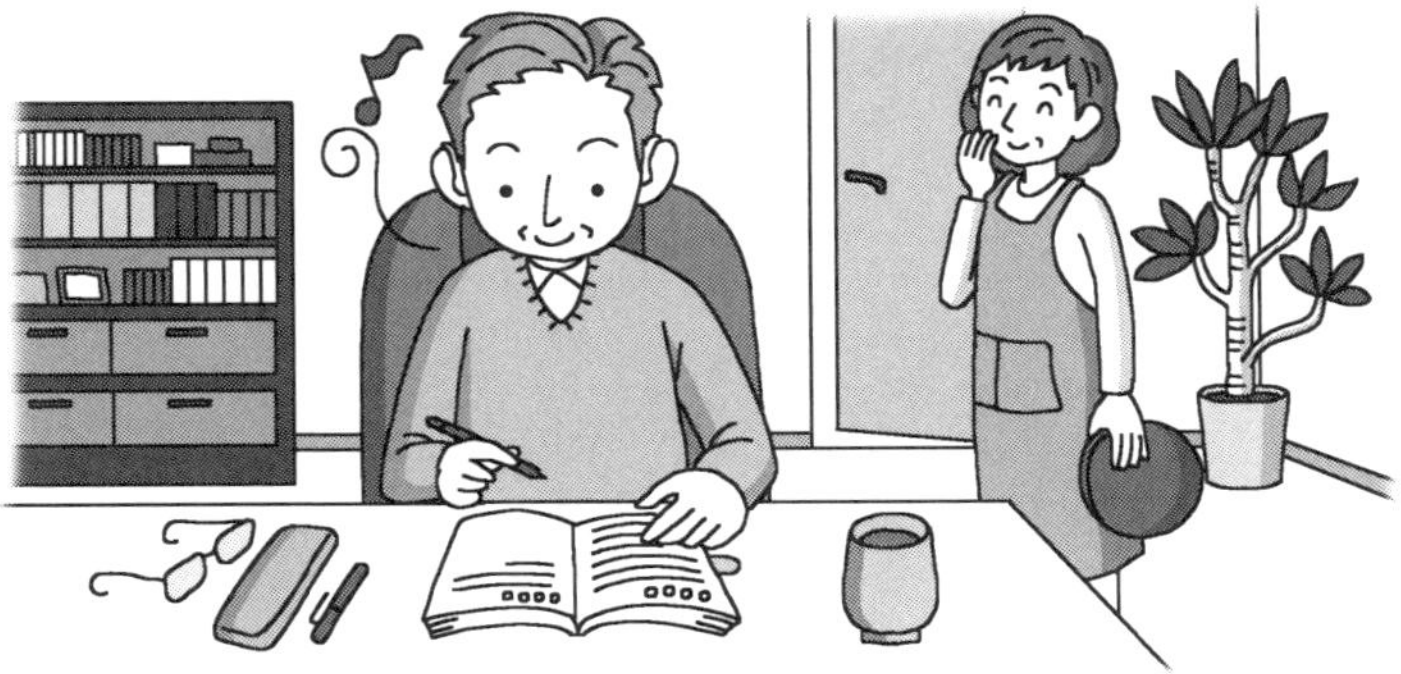

キーンという音が消えて平穏な日々

10年以上続いた、うつうつとした日々は、こうして終わりを告げました。今ではイライラすることもなくなり、精神的にも落ち着いて暮らすことができています。

毎晩、床に就く際には、補聴器を外します。すると今でも、かすかに耳鳴りが聞こえることがあります。しかし、補聴器をつければすぐに消えると思えば、多少の耳鳴りは気になりません。

結局、補聴器をつけるまでもなく、安眠できるのです。

なお、私の場合、難聴の状態は、さほどひどくないようです。そのため、補聴器をつけてからも、聞き取りの変化はあまり感じません。

新田先生に出会えてよかったと心から思います。私が心身ともに穏やかな生活を取り戻すことができたのも、ご指導くださった先生と補聴器のおかげです。

著者のコメント

滑川さんのＴＨＩ（耳鳴りの支障度に関する質問表）の点数は、１００点中76点。かなり重症の点数でした。耳鳴りによって心理的なストレスが高まり、うつ傾向が強まっていたと考えられます。

耳鳴りが気になり始めると、耳鳴りへの注意・関心が増し、「注意の脳」が働くようになります。その結果、いろいろな不安や心配がかき立てられ、脳内に「苦痛のネットワーク」が生まれます。

病状はしだいに悪化し、不安やイライラ、うつ傾向が高まります。すると、いよいよ「苦痛のネットワーク」が強化され、耳鳴りが治りにくくなるのです。

滑川さんのように、患者さんは治してもらえるところを求めて、多くの医療機関などを巡ることになります。

初診時の滑川さんは、自分では「難聴ではない」という判断をしていました。

しかし、実際に調べてみると、軽い難聴があることがわかりました。この軽い難聴が、耳鳴りを引き起こしていたと考えられます。

こうしたかたたちには、補聴器で音を耳に入れることで、耳鳴りを引き起こしていた脳の興奮が止み、耳鳴りが軽くなったり、解消したりします。

滑川さんのケースも、補聴器によって劇的に症状が改善しました。実際に耳鳴りが完全に消えたというよりも、ご本人のお話にもあるとおり、補聴器を装着した瞬間に、耳鳴りはほとんど聞こえない感じになったのでしょう。

症状がよくなってからは、補聴器なしでも眠れるようになっています。

たとえ、補聴器を外せば耳鳴りが聞こえたとしても、滑川さんのように、「特に、どうということはない」と落ち着いていられるなら、怖いものはありません。「注意の脳」の働きが弱まり、「苦痛のネットワーク」もゆるんでくるからです。

結果として、滑川さんのTHIは0点まで下がりました。

もう1つ大事なのは、うつ傾向が現れている場合は、耳鳴りの治療と並行して、心療内科などで、うつの治療をきちんと行うことです（新田清一）。

体験談❸

人工内耳と補聴器の併用で筆談が不要に！カラオケも楽しめる！

佐藤《さとう》アツ子《こ》さん　82歳　主婦

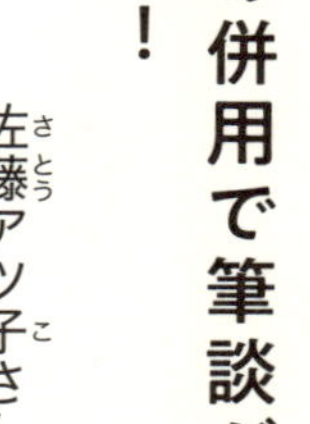

担当の先生から、人工内耳を勧められたとき、私はすぐに決断することができませんでした。

その当時、私の右耳はまったく聞こえなくなっており、左耳は補聴器をつけて、調子がよければ少しは聞こえる状態。普通に会話することは、ほとんどできなくなっていました。

我が家の玄関には、筆談用のペンとメモが常に置いてあり、「ご用のかたは、お書きください」と書いてありました。会話ができないので、このようにして筆談で用を足していたのです。電話などはまったく使えませんでした。

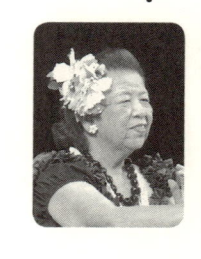

毎日、不便でしかたありませんでしたが、手術には抵抗がありました。

人工内耳というのは、頭の中に埋め込むものだそうです。頭を切開する手術をしなければなりません。怖くて、なかなかその気にはなれませんでした。

そもそも私が難聴になったのは、2003年のことです。

私の病名は、特発性難聴《とくはつせいなんちょう》という原因不明の病気で、両耳の聴力が徐々に落ちていくのです。

入院治療を受けましたが、結局、右耳の聴力は戻ることがありませんでした。完全に聞こえなくなってしまったのです。

やがて、左耳の聞こえもだんだん悪くなり、補聴器を使うようになりましたが、難聴は徐々に進行しているようでした。

発症当初から、済生会宇都宮病院に通っていましたが、担当の先生からは、「このままだと、会話ができなくなるかもしれない」と予告されていました。

そして、その予告どおり、だんだん会話ができなくなってきたのです。

手術を勧められてからも、なかなか決断できずにいた私に、きっかけを与えてくれたのが新田清一《しんでんせいいち》先生でした。「人工内耳の人たちが集まるイベントが病院で開催されるから、参加してみないか」と誘ってくれたのです。

病院で開かれたそのイベントに出てみて、私は驚きました。イベントの参加者だけでなく、運営や進行を担っている人たちも人工内耳をしており、その皆さんが、当たり前のように普通に話しているのです！

私はイベント中に新田先生とお話しして、人工内耳の手術をすることを決心し、その場で手術の日程も決めました。手術を受けたのは、２０１１年12月2日。手術後1カ月ほど経ってから、音を耳に入れ始めました。

その初日、担当の言語聴覚士の鈴木大介《すずきだいすけ》先生が「今、音を入れましたよ」というのが聞こえました。遠くで宇宙人がしゃべっているような小さな声でした。いずれにせよ、聞こえたのは事実なので、そう話すと、驚いたのは先生のほうです。

人工内耳というのは、トレーニングして音に慣れるまでは、意味のある言葉として聞き取ることが難しいそうです。ところが、私の場合、初めて音を入れた瞬間から聞き取れたので、皆さんが驚いたようなのです。

仰天した先生が、新田先生を連れてきました。そして、「すばらしいですよ、佐藤さん！」と、いっしょに喜んでくれました。

私の場合、左耳には補聴器をしています。補聴器と人工内耳を同時に使っていることが、言葉の理解を助けているのではないかということでした。

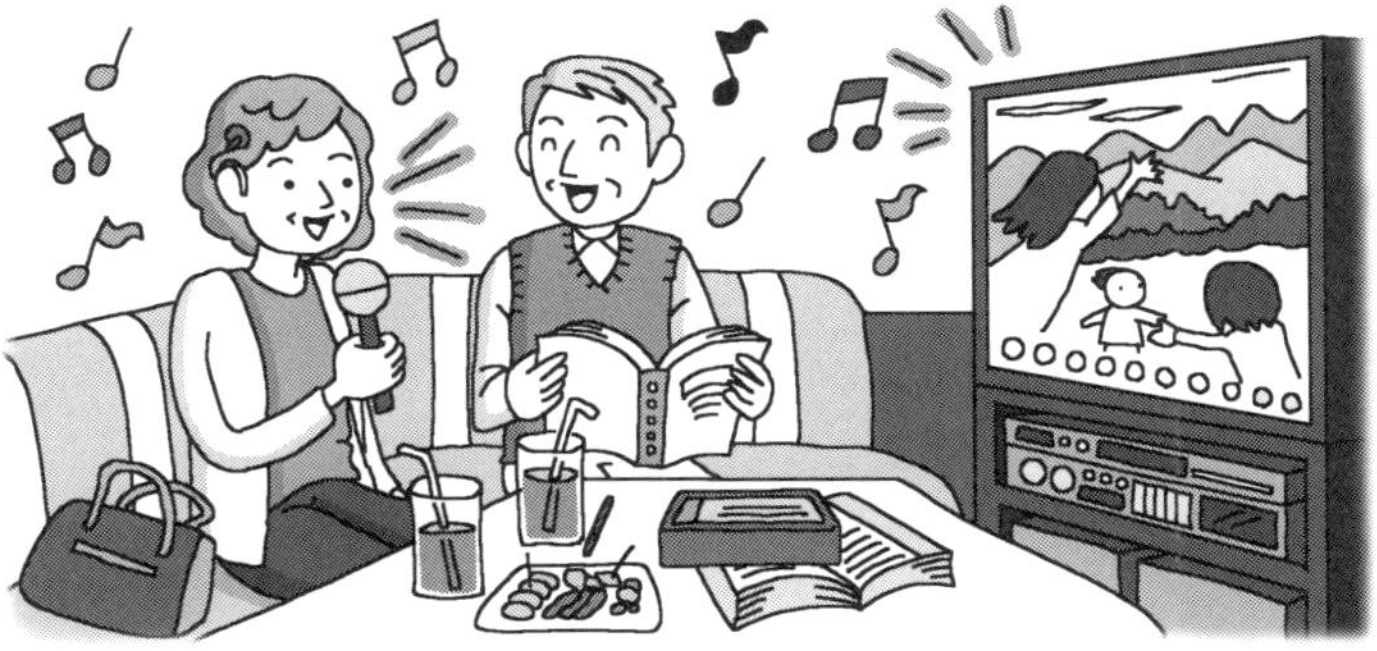

週2回はカラオケを満喫！

音を入れ始めると、家庭内での会話は、すぐにできるようになりました。

ただ、やはり完全に慣れるのには時間がかかりました。

私はそれまで、無音の世界に生きていました。ところが、人工内耳をつけると、辺りの音がすべて耳に飛び込んできます。それはものすごい騒音なのです。

慣れるまでは、買い物に行くと、スーパーに入る前に足が止まりました。足を踏み入れた瞬間、ものすごい騒音が耳に飛び込んでくるのがわかっているからです。店に入るだけでも覚悟が必要でした。

新田先生には、「うるさくても、がまんしてがんばりましょう。そのうちに慣れてきますよ」と励ましていただきました。

結局、慣れるまでには1年くらいかかったでしょうか。人工内耳のおかげで、現在では、聞こえのよかったときと同じように暮らせるようになりました。

ごく普通に会話が聞き取れるようになりましたし、筆談のメモも必要なくなりました。電話もできますし、車の運転もしています。

かつての私の状態を知っている友人や知人からは、「治ってよかったね」といわれます。人工内耳や補聴器の力を借りているおかげなのですが、まるで難聴が治ったように見えるほど、状態が改善したということでしょう。

当初、「手術は危ないから、やめたほうがいい」といっていた主人は、ここまで導いてくださった新田先生のことを神様のように思っています。

私は今では、カラオケにも挑戦中です。人工内耳だと、音程が少しズレてしまうようですが、あまり気にとめず、主人や友人たちと週に2回は楽しんでいます。

著者のコメント

「特発性難聴（特発性両側性感音難聴）」は、皆さんがよく耳にする「突発性難聴」と名前がよく似ていますが、違う病気です。

突発性難聴が片耳だけに起こるのに対して、特発性難聴は両耳の難聴がしだいに進行していく原因不明の病気で、めまいをしばしば併発します。

聴力低下は同時進行で起こるとは限らず、佐藤さんが実際そうであったように、左右で進行の程度に差が出ることがあります。

進行具合も一様ではなく、耳元の大声もほぼ聞こえない高度難聴まで一気に進む例もあれば、徐々に悪化する例もあります。佐藤さんは、右耳が一気に悪化し、左耳は徐々に悪くなってきていました。

一般的には、聞こえが悪くなり、生活に支障をきたすようになってきた場合、まず補聴器を使うことをお勧めします。

さらに難聴が進行し、補聴器を使ってもじゅうぶんな聞き取りができなくなってきた場合、初めて人工内耳の検討をすることになります。

人工内耳も、音に慣れて聞き取りができるようになるまで、トレーニングが必要です。「難聴を克服したい」という明確な希望や目標のあるかたのほうが、明らかに慣れやすいのです。

人工内耳は、慣れないうちは、ロボットがしゃべっているような音調で聞こえてくるので、その音に慣れないと、音の意味を解き明かせません。しかも、慣れには個人差があり、すぐ慣れる人と、なかなか慣れない人がいます。

佐藤さんは見事に、すばやく慣れることができました。これは、人工内耳を入れる以前に、補聴器を使いトレーニングしてきたことがよかったと考えられます。

難聴になってから、なにも対策を講じなかった期間が長くなればなるほど、その間に、脳が静けさに慣れ、「難聴の脳」になってしまいます。「難聴の脳」になると、トレーニングや人工内耳に慣れるのに時間がかかるのです。

また、右耳を人工内耳、左耳を補聴器というように併用することは、聞き取りを向上させる効果をもたらします。

佐藤さんの場合、人工内耳は高音部が聞き取りやすく、補聴器は低音部が聞き取りやすいということでした。両者を併用すると、互いの欠点を補い合って、聞き取りがさらによくなると考えられます（新田清一）。

体験談4

突発性難聴による耳鳴りが解消！左右の聞こえのアンバランスも治った

吉田由美《よしだゆみ》さん（仮名）63歳　主婦

私が56歳のときでした。

その日の午前中、私はイスに座ってテレビを見ていました。そして、なんの気なしにイスから立った瞬間、目の前がグルグル回り出しました。猛烈なめまいに襲われたのです。

しゃがみ込み、そのまま身動きが取れなくなりました。

その日はたまたま、主人が自宅にいたので、すぐに車で病院に連れて行ってもらいました。最初に受診したのは脳神経外科でした。

なにしろ、自分でもなにが起こっているのか、わかりません。とにかく脳に問題があったら大変と考え、まずは心配な脳を診てもらったのです。しかし脳には、なにも異常がありませんでした。

翌日、耳鼻咽喉科で診察を受けました。左耳の突発性難聴との診断が下り、ただちに入院となりました。

突発性難聴は、早期治療が大事といわれています。

私の場合、早めに治療を開始したはずですが、最初の症状がかなり重症だったようです。ステロイド（副腎皮質ホルモン）治療によって、中等度の難聴まで回復させることができましたが、それ以上はよくなりませんでした。

入院中から耳鳴りが始まり、常にブーーーンという音がするようになりました。頭の中で常時、ファンが回っているような感じです。

耳鳴りが気になって集中が途切れやすいので、特に集中力を要する手仕事などをするときは大変でした。

夜は夜で、辺りが静かになると、耳鳴りが気になって寝つけません。そのため、私は毎晩、睡眠薬を飲んで眠るようになりました。

この状態をなんとかしたいと思い、さまざまな情報を調べました。そんな中で見つけたのが、新田清一《しんでんせいいち》先生の著書『耳鳴りの9割は治る』（マキノ出版）でした。

いろいろな本を読みましたが、耳鳴りがどうして起こるのかということについて、きちんと書いてある本は1冊も見つかりませんでした。ところが、新田先生の本だけには、耳鳴りについての明解な説明があったのです。

この先生ならば、耳鳴りを治してもらえるのではないかと思いました。

そこで、新田先生に診てもらうため、住まいのある北海道から、栃木県宇都宮の新田先生の病院にまで通うことになったのです。２０１５年のことでした。

初診の際、新田先生は私の話をじっくり聞き、耳鳴りが発生するメカニズムについて詳しく説明してくれました。

驚いたのは、最初に補聴器をつけたときでした。

私は聞こえの悪い状態にすっかり慣れてしまっていましたから、聞こえのよい世界は、こんなにもたくさんの音があふれているのかと、びっくり仰天。

補聴器を初めてつけて帰る日、宇都宮駅のホームに立っているときに、新幹線がすごい勢いで通り過ぎていきました。その音のうるささに、私は驚きました。

あまりに音がうるさいので、１日じゅう補聴器をつけていると、疲れ果ててしまいます。私にとって「補聴器療法」のトレーニングは、その疲労との闘いのようなものでした。

ところが、３カ月もすると、だんだん慣れてきました。補聴器を1日じゅうつけていても、疲れにくくなってきたのです。

耳鳴りは小さく鳴っているようでした。でも、補聴器のおかげで、いろいろな音が耳に飛び込んでくる影響もあって、耳鳴りに注意が向かなくなってきたのです。

また、私の場合、右耳は普通に聞こえるため、左耳との差が大きく、左右の聞こえがアンバランスでした。そのせいか、体が傾いているような不安感があったのです。

それが、補聴器をつけてからは、そのアンバランスも解消し、不安感はいつのまにか消えていました。

そして、３カ月から半年ほど経つ頃には、「もう補聴器なしではいられない」と感じるようになりました。

今も、耳鳴りは小さな音で聞こえることがあります。でも、以前のように、耳鳴りをつらく感じることはなくなりましたし、悩むこともなくなりました。睡眠薬も半量に減らすことができています。

私は、家族や親しい人以外には、補聴器を使っていることを知らせていません。髪で隠れてしまうので、補聴器をつけていることを周囲の人にあえて知らせなかったの

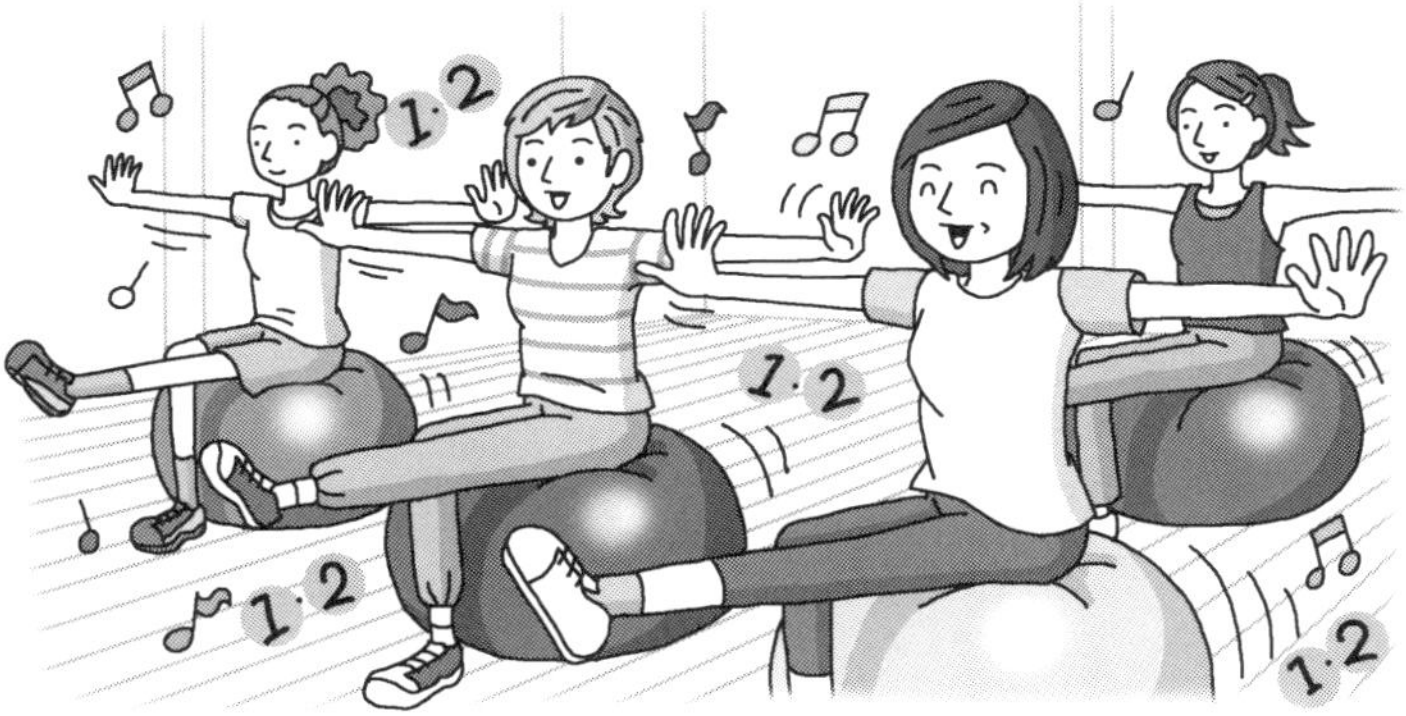

耳鳴りがなくなりジムに通える！

です。

それでも、まったく問題ありませんでした。補聴器のおかげで、聞こえのよい人とまったく同様にふるまえるようになったため、周囲から気づかれることもありません。事情をいちいち説明しなくて済むため、気が楽です。

改めて思うのは、「普通に聞き、話せる」ということは、どんなにすばらしいことか、ということです。

以前は、人が多くてザワザワしている場所では、人の声が聞き取れないことがありました。そのため、そうした場所で話しかけられることが、とても不安でした。

その不安も、補聴器によって解消できま

したし、行きたかったスポーツジムにも通えるようになりました。

遠い北海道から、新田先生のところに通って、本当によかったです。

耳鳴りや難聴に苦しんでいる人は、全国にたくさんいらっしゃると思いますが、そうした人たちに、このすばらしい治療法をぜひ勧めたいと思います。

著者のコメント

吉田さんのＴＨＩの点数は、40点でした。重症度としては、中等症にランクされる数値です。不眠も続いており、耳鳴りが心理面で負担となっていることがうかがえました。

音は脳で聞いています。

吉田さんが患った突発性難聴だけに限りませんが、聞こえが悪いと、耳に届く電気信号が低減します。それを感知した脳が、電気信号を強めようとして興奮し、耳鳴りが起こるのです。

耳鳴りが起こると、そこで「注意の脳」が働き出し、注意を向けることによって、耳鳴りを強く感じるようになります。

それと同時に、不安やイライラなどを感じさせる「苦痛のネットワーク」が連携して働き出し、苦痛が強まり、いっそう治りにくくなっていくのです。

耳鳴りをよくするためには、届きにくくなっている音域の電気信号を、補聴器によって送り届けることが重要です。

吉田さんの場合、治療は順調に進んでいったといえるでしょう。

補聴器で聞こえがよくなったため、耳鳴りは初回から、かなり改善しました。

吉田さんは初診時、難聴についてはあまり関心をお持ちではありませんでしたが、耳鳴りが軽快するのと入れ替わるように、聞こえの悪さに関心が向くようになりました。このように、「もっと聞こえをよくしたい」と多くの患者さんが考えるようになるのです。

これは、患者さんがよくなっていく典型的なパターンの1つです。

あとは、「補聴器療法」のトレーニングに励んでいるうちに、聞こえがよくなっていき、耳鳴りも小さく感じるようになっていくのです。「注意の脳」の働きと「苦痛のネットワーク」が弱まり、心理面の負担も軽快します。

吉田さんのTHIは、16点まで減ってきました。

突発性難聴の後遺症として、耳鳴り、そして難聴に苦しんでいるかたは少なくありません。「これ以上、改善することはありません」と医師にいわれ、あきらめているかたも多いでしょう。

しかし、この吉田さんのように、適切なトレーニングをがんばって行うことで、耳鳴りや難聴のつらさは、きっと克服できるでしょう（新田清一）。

おわりに

「補聴器療法」のトレーニングを続けていると、多くの患者さんが変わっていきます。聞こえがよくなったり、耳鳴りが改善したりするだけではありません。診療室に入ってくる様子が違ってくるのです。

初診時には重かった足取りが軽くなり、足音も高くなります。声は明るくなり、うつむいていた顔が上がり、皆さん、よく笑うようになります。

なぜ、そんなふうに変われるのでしょうか。

それは、今までやりたくてもできなかったことが、できるようになるからです。

難聴だったかたからは、こんな声が聞かれます。

●聞こえているふりをしなくて済むようになり、後ろめたい気持ちがなくなった

●みんなの会話に気後れせずに加われるようになった
●テレビの音量を下げることができ、家族から嫌な顔をされなくなった
●今までやりたくてもできなかった趣味を始められた
●ただ普通に電話ができることがうれしい

耳鳴りがよくなったかたからは、こんな声が聞かれます。

●耳鳴りの音が、以前のように気にならなくなった
●夜、ぐっすりと眠れるようになった
●いつもイライラしていたのが、今では気持ちが穏やかになった
●「自分はダメだ」と思うことがなくなった

これらは、それが普通にできる人にとっては、ささいなことかもしれません。しかし、難聴や耳鳴りだった人にとっては、ささいなことではありません。できるようになった、その1つひとつが進歩であり、大きな喜びとなります。

まさに、人生が変わったように感じる患者さんが少なくありません。「以前のひどい状態に比べれば、夢のようだ」とおっしゃるかたも多いのです。

医療者として、そうした患者さんのうれしそうな顔に接するたび、私自身が励まされ、勇気づけられます。

今でも、よく覚えています。

前著に引き続き、監修をお引き受けいただいた小川《おがわ》 郁《かおる》慶應義塾大学名誉教授（当時は講師）から、「新田くん。君は耳鳴りが好きだよな」と声をかけられたのは、1999年のことでした。

当時の私は率直にいって、耳鳴りという疾患に対して興味を持っていませんでした。どちらかといえば、苦手とすら感じていたのです。

しかし、直属の上司から、そんな言葉をかけられたら、断ることはできません。

こうして私の耳鳴りとの長いつき合いが始まりました。ある意味、「消極的な出会い」であったといってもよいでしょう。

そんな私自身が、いつ頃から変わったのか——。

研究と臨床を続けるうちに、いつしか没頭するようになり、あとは無我夢中で突き進んできたような気がします。

私に道しるべを示し、時には叱咤激励《しったげきれい》を、そして、いつも温かく見守っていただいた小川教授には、心から感謝をしています。

この20年の間に、耳鳴りや難聴をめぐる医療のありかたも、大きく変化してきました。

その代表ともいえるのが、本書のテーマである補聴器療法です。

前著『耳鳴りの9割は治る』を出版した2014年と比べても、補聴器療法それ自体が学会レベルでかなり浸透してきました。特に最近は、この療法に関心を示す若い医師も増えてきたと感じています。

しかし一般には、まだまだ広く普及しているとはいえないかもしれません。

本文でもお話ししたとおり、補聴器自体の普及も、欧米各国と比べると日本は大きく立ち遅れています。

補聴器についての正しい知識が浸透していないからこそ、補聴器をうまく使えずに苦しんでいるかたが、今でもたくさんいらっしゃるのです。

本書がこうした状況を変えるための礎《いしずえ》となり、現に今、難聴や耳鳴りで悩み苦しんでいるかたたちにとって助けとなることを、心から願っています。

本書の特徴である補聴器療法は、私1人ではとても行うことはできません。補聴器の適切な調整と指導を行う言語聴覚士、そして診療スタッフとチームを組んで初めて成り立つものです。

補聴器療法をゼロから立ち上げ、いっしょに作り上げてきた大切なパートナーである言語聴覚士の鈴木大介《すずきだいすけ》先生に心から感謝を申し上げます。彼と出会っていなければ、この治療が生まれることはなかったと思います。

また、忙しいときにいつも協力してくれる当科診療スタッフに感謝いたします。そして、本書、改訂版の出版にあたって多大なご尽力を賜りました、ライターのにらさわあきこさん、世界文化社の富岡啓子さんに感謝いたします。

そして、大変なときにいつも支えてくれる妻の千佳、生きる喜びを与えてくれる子どもたち（圭太、あおい、さやか）、育ててくれた両親に感謝します。

本書によって、難聴や耳鳴りの症状が和らぐだけでなく、皆さんの願いや夢を叶える手助けに少しでもつながれば、これに優る喜びはありません。

２０２５年1月　著書記す

「宇都宮方式」補聴器リハビリを行う医療機関リスト

北海道

■北海道

とも耳鼻科クリニック

〒060-0061 北海道札幌市中央区南1条西16丁目1- 246 ANNEXレーベンビル2階 ☎011-616-2000　※月、火曜日午前、金曜日午後、予約可

東北

■青森県

ひいらぎ耳鼻咽喉科

〒031-0031 青森県八戸市番町16-2 ☎0178-70-5510
担当医:酒井瑞乃　※金曜日終日　※予約制

■岩手県

さいとう耳鼻咽喉科医院

〒020-0117 岩手県盛岡市緑が丘3丁目18-3 ☎019-662-0708
担当医:齋藤大輔

関東

■茨城県

舟石川ひふみみクリニック

〒319-1111 茨城県那珂郡東海村舟石川689-1 ☎029-229-1670
※完全予約制

■栃木県

済生会宇都宮病院　耳鼻咽喉科

〒321-0974 栃木県宇都宮市竹林町911-1
☎028-626-5500(内線5083)※新田の外来は完全予約制

■東京都

オトクリニック東京

〒151-0051 東京都渋谷区千駄ヶ谷1-30-8　ダヴィンチ千駄ヶ谷地下1階
☎03-3423-0022　ホームページ：https://otoclinic-tokyo.com

慶應義塾大学病院　聴覚センター

〒160-8582 東京都新宿区信濃町35 ☎03-3353-1211(代表)
担当医:大石直樹、西山崇経、細谷誠　※予約には紹介状が必要。

みなみ耳鼻咽喉科医院

〒151-0072 東京都渋谷区幡ヶ谷2-18-16 ☎03-3376-2554

渋谷神泉耳鼻咽喉科クリニック

〒153-0042 東京都目黒区青葉台4-4-12　S-LINKS SHIBUYA地下1階
☎03-3481-3300　担当医:藤田 紘子
※完全予約制(電話受付:平日9:30～13:00、15:00～18:30

稲垣耳鼻咽喉科医院

〒194-0013 東京都町田市原町田6-22-15 ☎042-722-3115

■神奈川県

済生会横浜市東部病院　耳鼻咽喉科

〒230-8765 神奈川県横浜市鶴見区下末吉3-6-1 ☎045-576-3000
担当医:北村　充 ※受診には紹介状必要、初診受付は8:30〜11:00

けいゆう病院　耳鼻咽喉科

〒220-8521 神奈川県横浜市西区みなとみらい3-7-3 ☎045-221-8181
担当医:山田浩之、言語聴覚士:太田久裕
※紹介制。山田医師の外来は予約が必要

中部

■山梨県

かわせみ耳鼻咽喉科

〒400-0802 山梨県甲府市横根町60-1 KEIメディカルスクエア
☎055-288-8966

近畿

■大阪

たまき耳鼻咽喉科

〒544-0001 大阪府大阪市生野区新今里2-6-24 ☎06-6751-9191
担当医:今井隆介、言語聴覚士:東野祐基　来院の際は事前に電話していただけるとスムーズです。

中国・四国

■山口県

しん耳鼻咽喉科

〒751-0821 山口県下関市三河町15-42 ☎083-250-3387

九州

■福岡県

たまえ耳鼻咽喉科

〒811-3430 福岡県宗像市平井1-1-37 ☎0940-72-6603
ホームページ：https://tamae-ent.com/

はかたみち耳鼻咽喉科

〒830-0003 福岡県久留米市東櫛原町450-1 ☎090-1343-3387
担当医: 宮地英彰、言語聴覚士:森田紘生、北村匠、蔦本伊緒里、加賀勇輝、山下あん　※月〜土曜日の予約制のため、電話でご予約下さい。

■鹿児島県

うえの耳鼻咽喉科クリニック

〒890-0082 鹿児島県鹿児島市紫原3丁目33-2 ☎099-812-1133
担当医:上野員義・上野真史
※完全予約制(一般外来での診察を経て補聴器外来を予約)

監修の言葉

慶應義塾大学名誉 教授　小川《おがわ》 郁《かおる》

平成という時代を振り返ると、この30年の間に、難聴と耳鳴りという耳鼻咽喉科領域の重要な疾患《しっかん》において、大きな転換が起こりました。

それが、「末梢《まっしょう》説から中枢《ちゅうすう》説」への転換です。

かつて、耳鳴りは「内耳（末梢）の異常から生じるもの」と考えられており、治療のアプローチも内耳に主眼が置かれていました。

ところが、平成３年（１９９１年）に、新しい学説が出されました。

耳鳴りは、内耳の障害ではなく、その本質的な変化は脳で起こっている——難聴によって、脳に伝えられる電気信号が少なくなることが契機となり、「脳（中枢）が興奮して起こる現象が耳鳴りである」というのです。

その後の研究も、中枢説を支持するデータが集まり、結果として、耳鳴りや難聴の治療方針にも大きな影響を与えるようになりました。

こうして、耳鳴りは「原因不明」の「治せない病気」から、「原因の突き止められた」「改善可能な病気」へと変わってきたのです。

その治療手法として、中枢説を踏まえた、新しい音響療法が提案されるようになりました。

本書のテーマである「補聴器療法」は、こうした潮流の最先端にある治療法であるといえるでしょう。


もちろん、補聴器療法が福音をもたらすのは、耳鳴りのかただけではありません。難聴に悩むかたにとっても非常に有用です。

日本の難聴者における補聴器の普及率は、欧米各国よりもはるかに低いものです。しかも、補聴器を試したかたのうち、使いこなせていないケースが驚くほどたくさんあることがわかっています。

実は、補聴器を使いこなせない原因も、脳(中枢)にあります。

本書の言葉でいえば、聞こえが悪くなったかたは「難聴の脳」になってしまっています。その脳を変えようとしないで補聴器を使っても、じゅうぶんに使いこなせないのです。

補聴器療法は、適切なトレーニングを行うことで、難聴のかたが本来持っているはずの聞き取る力を引き出します。それが同時に、難聴から起こる耳鳴りを軽快させることにもつながります。

補聴器によって脳を変えることが、これまでの耳鼻咽喉科の診療で救いきれなかった多くの患者さんに希望を与えることになったのです。

新田清一《しんでんせいいち》先生は、臨床医として、また研究者として、補聴器療法を牽引《けんいん》してきました。本書によって、その補聴器療法の詳細を知ることができます。

また、2018年より補聴器の購入に際して、医療費控除が受けられる制度がスタートしました。一部の自治体では、補聴器の購入費に対する助成も進められています。

制度化されたことによって、難聴者と補聴器相談医、および補聴器販売店との連携が以前よりはるかに円滑になるはずです。よりよい補聴器を作ることのできる機会が着実に増えていくと予想されます。

今まで補聴器を作ることを躊躇《ちゅうちょ》していたかたや、現に今、「作ろうか、どうしようか」と迷っているかたは、ぜひ本書を参考に、補聴器を使う可能性を検討してみてはいかがでしょうか。

それから、もう1つ、脳にまつわるお話をつけ加えておきましょう。

脳の変化と難聴の密接な関連について、です。

2017年7月、国際アルツハイマー病会議で、「認知症を引き起こす予防可能な9つのリスク」のうち難聴が大きなウエイトを占めていることが報告され、大きな話題となりました。2020年の報告においても難聴が最も大きな危険因子であると指摘され、ますます難聴と認知症の関連が注目されました。

認知症の40%は予防することが可能な原因によって引き起こされます。

その原因とは、高血圧や糖尿病、うつ、肥満など、12の要因が挙げられます。そのうち難聴は8%を占め、予防できるリスクのうちで最も高い比率を示したのです。

高血圧（2%）や糖尿病（1%）、肥満（1%）、喫煙（5%）よりも、難聴のほうが明らかに、認知症を招くリスクが高いのです。

では、難聴になると、なぜ認知症になりやすくなるのでしょうか。

それにはさまざまな要因が絡んでいますが、ここでは最もわかりやすい説を挙げましょう。

耳というのは、24時間、休まずに働き続けています。

耳には、音という形で、膨大な情報が常時流れ込んでおり、その情報が電気信号の形で脳へ送られています。

難聴になるということは、その膨大な情報量が少なくなる、症状が悪化すれば、激減するということになります。

当然、情報量が低下すれば、日々の聴覚情報で常に活性化されていた脳が、じゅうぶんに働かなくなります。

それがひいては、認知機能の低下を誘発するのです。

「難聴になったけれど、大きな不便は感じていないから、ほうっておこうか。もう年だし、しかたない」

そんなふうに考えているかたも、いらっしゃるかもしれません。

しかし、ほうっておいてよいということはありません。

アメリカのジョンズ・ホプキンス大学のフランク・R・リン准教授の研究によれば、「まったく難聴のない人」と「軽度の難聴がある人」を認知機能テストで比べると、認知機能において7年の経年変化（加齢）が起こっているというのです。「軽度の難聴がある人」と「中等度の難聴がある人」についても、同じように7歳ぶんの経年変化が起こっていることがわかりました。

つまり、難聴でない人に比べると、軽度難聴の人は、認知機能が7歳ぶんも老けてしまっているということです。中等度の難聴になれば、そこにさらなる加齢分が加わることになります。

こうした報告を聞けば、「やはり、難聴は、ほうっておいてはいけない」と多くのかたがお考えになるのではないでしょうか。

私たちの日本社会は、さらなる超高齢化社会へと向かいつつあります。

２０２５年には、団塊の世代がすべて75歳以上になり、認知症の患者と予備群の総数は１４００万人になると予測されています。

そうした中、本書の補聴器療法は、多くのかたに明るい未来をもたらすアプローチとして、今後いよいよ重要性を増してくるといっても過言ではありません。

参考文献

- 『聴覚異常感の病態とその中枢性制御』小川 郁／SPIO出版
- 『最新 めまい・耳鳴り・難聴』監修 小川 郁／主婦の友社
- 『「よく聞こえない」ときの耳の本』監修 小川 郁／朝日新聞出版
- 『ゼロから始める補聴器診療』著 新田清一、鈴木大介
  監修 小川 郁／中外医学社
- 『淋しいのはアンタだけじゃない』著 吉本浩二／小学館
- 「耳鳴りでお悩みの方へ　よくわかる耳鳴りハンドブック」
  監修 新田清一／リオン株式会社
- 「聞こえと脳のトレーニング－補聴器で脳を鍛えて、聞こえを改善させましょう－」
  監修 新田清一、鈴木大介／リオン株式会社
- 『耳鳴りの9割は治る』著 新田清一　監修 小川 郁／マキノ出版
- 日本耳鼻咽喉科学会「Hear well, Enjoy life－快聴で人生を楽しく－」
  http://www.jibika.or.jp/owned/hwel/
- 「ジャパントラック2022」調査報告
- 新田清一, 小川 郁, 井上泰宏, 他:
  耳鳴の心理的苦痛度・生活障害度の評価法に関する検討
  Audiology Japan, 45(6):685-691, 2002.
- 新田清一, 小川 郁, 田副真美:耳鳴患者の心理状態・生活状況に関する検討
  Audiology Japan, 48(6):617-22, 2005.
- Livingston G, et al. Dementia prevention, intervention, and
  care. Lancet. 2017 Dec 16;390(10113):2673-2734.

参考となるホームページ
“聞こえる”プロジェクト　https://www.kikoeruproject.jp/
難聴や耳鳴りで困っている全ての人たちに、聞こえる自分を取り戻すために、著者らが中心となって立ち上げたプロジェクト。「正しい知識」と「最先端の治療」「補聴器による脳のトレーニング」を行うことで、難聴や耳鳴りで困っていた生活の改善を行い、誰もが笑顔で幸せな毎日を送れることを目標としています。『聞こえるプロジェクト』で検索してください。

〔著者〕

新田清一（しんでん・せいいち）

済生会宇都宮病院耳鼻咽喉科　主任診療科長・聴覚センター長、“聞こえる”プロジェクト　代表。

1969年、東京都生まれ。94年、慶應義塾大学医学部卒業後、同大学医学部耳鼻咽喉科学教室入局。同教室助手、横浜市立市民病院耳鼻咽喉科副医長などを経て、2004年より現職。2010年、ヨーロッパ（ベルギーのセント・アウグスティヌス・ホスピタルなど）にて臨床留学。慶應義塾大学医学部耳鼻咽喉科学教室客員講師、日本聴覚医学会代議員、日本耳科学会代議員、日本耳鼻咽喉科学会栃木県補聴器キーパーソンなどを兼務。専門は、聴覚医学（耳鳴り、補聴器、小児難聴など）、耳科学（中耳手術、人工内耳診療など）。

〔監修者〕

小川　郁（おがわ・かおる）

慶應義塾大学名誉教授

1955年、宮城県生まれ。81年、慶應義塾大学医学部卒業。83年、同大学医学部耳鼻咽喉科学教室助手。91年、米国ミシガン大学クレスギ聴覚研究所研究員。95年、慶應義塾大学医学部耳鼻咽喉科学教室専任講師。2002年、同教授。2017年慶應医師会会長。2020年（株）オトリンク代表取締役。2021年慶應義塾大学名誉教授。2021年からオトクリニック東京院長。2021年医療法人医正会理事長。日本耳鼻咽喉科学会参与、日本聴覚医学会名誉会員・参与、日本耳科学会顧問、日本頭蓋底外科学会顧問、国際耳鼻咽喉科振興会副理事長。専門は、聴覚医学、耳科学、頭蓋底外科。

改訂版 **難聴・耳鳴りの9割はよくなる**
脳を鍛えて聞こえをよくする「補聴器リハビリ」

著　者　新田清一
監修者　小川 郁

発行日　2025年2月10日　　初版第1刷発行

発行者　岸 達朗
発　行　株式会社世界文化社
〒102-8187
東京都千代田区九段北4-2-29
03(3262)5124（編集部）
03(3262)5115（販売部）

印刷・製本　中央精版印刷株式会社

ISBN 978-4-418-25402-6

ブックデザイン／tomo
イラスト／あべゆきこ
校正／株式会社円水社
編集／富岡啓子（世界文化社）

＊本書は『難聴・耳鳴りの9割はよくなる』（2019年　マキノ出版刊）を再編集したものです。
体験談を掲載している人の中に、連絡の取れない方がいらっしゃいました。
本書をご覧になりましたら☎03-3262-5124（編集部）まで、ご連絡いただくようお願いいたします。